U0221390

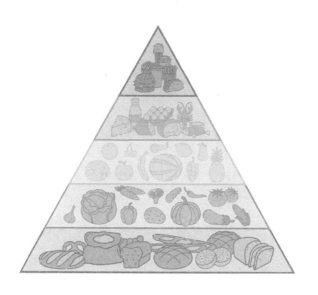

健康是父母送给孩子
最好的礼物

赵霖　鲍善芬　赵和——著

辽宁人民出版社

© 赵霖　鲍善芬　赵和　2021

图书在版编目（CIP）数据

健康是父母送给孩子最好的礼物 / 赵霖，鲍善芬，赵和著. —沈阳：辽宁人民出版社，2021.1
ISBN 978-7-205-09847-6

Ⅰ. ①健… Ⅱ. ①赵… ②鲍… ③赵… Ⅲ. ①少年儿童—营养卫生 Ⅳ. ①R153.2

中国版本图书馆CIP数据核字（2019）第297198号

出版发行：辽宁人民出版社
　　　　　地址：沈阳市和平区十一纬路25号　邮编：110003
　　　　　电话：024-23284321（邮　购）　024-23284324（发行部）
　　　　　传真：024-23284191（发行部）　024-23284304（办公室）
　　　　　http://www.lnpph.com.cn
印　　　刷：北京长宁印刷有限公司天津分公司
幅面尺寸：170mm×240mm
印　　张：15
字　　数：150千字
出版时间：2021年1月第1版
印刷时间：2021年1月第1次印刷
责任编辑：高　丹
装帧设计：丁末末
责任校对：吴艳杰
书　　号：ISBN 978-7-205-09847-6

定　　价：48.00元

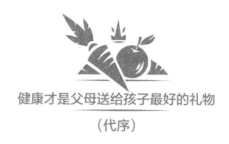

健康才是父母送给孩子最好的礼物
（代序）

2020年，在党和政府领导下，中国人民与新冠病毒肺炎展开殊死抗争，并取得了阶段性的成果。当下，全国人民正处在防治新冠肺炎趋于常态化的进程中，现实再一次提醒我们，培养健康的生活习惯、提高自身免疫力、保持健康，对每一个人是多么重要。而提高全民族健康素质，对建设一个伟大的国家，意义是多么重大！

人体就像一台高度精密的自动化设备，核心就在于它具有"人体内环境自稳定平衡调节机制"，即人类为了保证在复杂自然环境中生存的需要，在千变万化的外界环境条件下，机体内部可以通过自身调节，保持新陈代谢处于动态平衡与稳定的能力。中医古籍讲"正气内存，邪不可干"，说的就是提高自身免疫功能、保持个体健康，才能有效地预防疾病。但究竟怎样才能提高免疫力、如何才能保证健康呢？作为一名健康教育工作者，深感健康科普的必要性和紧迫性，而科普教育也必须"从娃娃抓起"。

经常在田间地头的农民朋友知道，麦秆与麦叶上出现的斑块是植株严重缺锌造成的，但测定发现，收获的麦粒（种子）里却并不缺锌！人类也一样，当胎儿严重缺钙时，母体甚至会通过脱钙来满足胎儿的营养。这就是大自然颠扑不破的法则——"一切为了后代"！因此，健康永远是父母给孩子最好的礼物，这也是人类历经万年繁衍进化的前提和基础。

古人云"体壮曰健，心怡曰康"，即人体"健康"包括"生理健康"和

"心理健康"两个方面。所以，要想送给孩子健康，爸爸妈妈就要在日常生活、孕前、围产期等各个阶段遵循健康的生活方式，并培养孩子的健康理念。

在现代营养学背景下，强调"均衡的饮食"是孩子健康成长的重要前提。因此，了解孩子生长发育各个阶段的营养需求，科学均衡地安排饮食，教育孩子多吃"神"造的天然食物，少吃"人"造的加工食品，是保证孩子健康成长最有效的手段之一。

所谓均衡饮食，"均衡"是关键。本书围绕这个关键词做了详细且可量化的解读。比如，我们经常挂在嘴边的"什么都要吃"，到底该吃什么？"早餐吃好、午餐吃饱、晚餐吃少"，具体到量比上又是多少？书中也对困扰家长的问题予以正面的回答，比如孩子怎么吃才能避免注意力不集中？考试前应该怎么吃才能发挥得好？

对当下存在的某些容易混淆的概念和似是而非的命题，在书中也给予清晰的解答。如血清胆固醇高低和吃鸡蛋黄有关系吗？鸡蛋、鸭蛋、鹅蛋，是不是个头越大，营养越丰富？肉和脂肪是不是一码事？"吃肉能补脑"是真的吗？

另外，本书在第四部分还专章讲述了被称为人类"第二基因组"的肠道生态微生物菌群，以及被称为人类"第二大脑"的"腹脑"。"大脑负责智商、腹脑负责情商"，经过百年来的研究，"腹脑"的神秘面纱已被逐渐揭开。营养对性格、情绪的影响也在不断得到验证：研究发现，大量摄取"反式脂肪酸"的群体比不摄取"反式脂肪酸"的人，罹患抑郁症的风险要高出48%！

如果说20世纪是抗生素的世纪，那么21世纪就是微生态的世纪。虽然对"肠道菌群""益生菌""益生元"这些概念已不陌生，但营养学上关于"腹脑"以及肠道菌群的重要发现和论述并没有得到宣传普及，中医学在这方面的临床实践应用也鲜为人知！

所以，我们认为十分有必要在书中做系统的讲述，这有助于读者对"健康"有更深入的理解。当然，对肠道微生物菌群和"腹脑"的重视，也是人类对健康的理解从传统认识到现代营养学层面的理性解读，是认知上的飞跃。

随着社会发展和科学的进步，人类对健康的理解和认识必然逐步深入。同时，我们也经常在现代营养学的重大发现中找到传统饮食哲学的蛛丝马迹，那些护佑中华民族几千年的健康智慧，仍在发挥着作用。我们也在书中如实呈现了这一点，传承该传承的。

健康是人类与生俱来的权利，是人类永恒的追求。让孩子学会爱护自己是人生的第一课，也是父母作为孩子的第一任老师，最应该和孩子分享的必修课。希望通过本书，能为读者拨开云雾，为每一个家庭的健康快乐保驾护航，为孩子们的美好未来填充幸福的底色。

赵霖　赵和

2020年6月27日

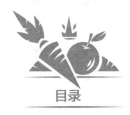

目录

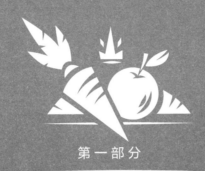

第一部分

帮孩子构筑健康
防火墙

♥

孩子，是生命的延续，每个家庭在有了孩子以后，家庭成员之间的关系都会发生微妙的变化。孩子的健康成长时刻牵动父母的心，为了保证孩子的正常发育，父母都会绞尽脑汁。

孩子是心肝宝贝，可父母的所作所为是否真的有利于孩子的健康成长？现实生活中，很多职业需要考核，就业者需持证上岗。为人父母，是否也已准备好"执业资格证"？

健康是人类最大的财富，曾有人把健康比作数字"1"，而把毕生的事业成功、家庭财产等描述成数字1后面的那些0。可以想见，如果失去了健康这个"1"，一切都变成"0"。

所以，初为父母，最应该学习的第一堂课就是如何让孩子保持身体健康。健康才是父母给孩子最好的礼物。

健康从何而来？

国民健康状况在很大程度上已成为衡量一个国家社会进步的标志，也是反映社会经济状况满意度的镜子。

从国民健康素质状况可以了解一个国家社会经济、劳动、人口、国防、文化与精神文明等各个方面的潜在实力。健康具有的社会价值和优先地位不言而喻：因为健康不仅属于自己，也属于家庭、企业和社会，健康是每个人与社会共同积累和分享的财富。

究竟什么是健康呢？古人云"体壮曰健，心怡曰康"，即"健康"包括生理健康和心理健康两个方面。所以，要想送给孩子健康这个法宝，家长就要关注保证孩子健康的三大营养，即饮食营养、行为营养和心理营养。这其中，首当其冲的就是饮食营养。

"饮食者，人之命脉也"，这是《本草纲目》的作者、明代著名医药学家李时珍的一句话，充分说明了饮食的重要性。

那么，怎样才算让孩子吃好呢？是给孩子吃很多保健品吗？还是把牛奶当水喝？或者准备很多零食让孩子随便吃？难道每天给孩子吃肉就可以了吗？太多的疑问困扰着家长，真是可怜天下父母心！

爱孩子是本能，但父母更要懂得只有科学地爱孩子，才能给孩子带来长久的幸福。很多家长总担心孩子"吃不好"，因而在饮食上纵容孩子，什么食品包装漂亮、价格贵，或者广告里流行什么，就给孩子吃什么。饮食成了炫富的手段，也成为追风的时尚。由此造成的饮食误区和不良饮食习惯比比皆是。

很多家长认为，老一代曾挨过饿，所以一定不能再亏了孩子，误以为加工食品、价格贵的食品就是"好"食品，孩子长得"胖乎乎"的才健康，抱持这种旧观念的人依然不在少数。然而，事实证明，肥胖小孩容易生病，小小年纪高血脂、高胆固醇，这样的病例已并不鲜见。当医生明确告知，这是"营养失衡造成的营养不良"时，父母居然无法相信。

1930年，西方著名学者Victor G. Rocine Circa曾经说过："如果我们吃的东西是错误的话，没有医生能够帮助我们！如果我们吃的东西是正确的话，那么要医生又有什么用呢？"

的确，吃东西看似小事，但吃对了"不用找医生"，吃错了"找医生也没用"。很多人患病并非一蹴而就，而是因为不良的饮食习惯对健康造成损害，日积月累而成。

作为父母一定要牢记：正确饮食是孩子健康成长的重要因素。了解孩子生长发育各个阶段的营养需求，科学安排饮食，才是孩子健康成长的保证。

孩子成长的不同阶段

家长都希望孩子有聪慧的头脑、强健的体魄、理想的身材，殊不知孩子的智力发育、身高增长都有相应的发育期，把握好关键成长期，了解孩子的生长发育特点，满足其营养需求，才能收到事半功倍的效果。

中医古籍《黄帝内经》曰："女子七岁，肾气盛，齿更发长；二七而天癸至，任脉通，太冲脉盛，月事以时下，故有子；三七，肾气平均，故真牙生而长极。"另载："丈夫八岁，肾气实，发长齿更；二八，肾气盛，天癸至，精气溢写，阴阳和，故能有子；三八，肾气平均，筋骨劲强，故真牙生而长极。"这两段文字阐述的就是男性与女性个体的生长发育过程。

生长发育既有连续性，又有阶段性，"生长"和"发育"是连续的生物学过程。

从精子与卵细胞结合，形成受精卵，经过十月怀胎，受精卵在子宫中逐步发育成胎儿，到宝宝出生后，生长发育是连贯的，相互之间的联系非常密切。

下面是孩子生长发育过程的生物学分期，家长可以从中了解各个年龄段的分期方法。

分期	年龄段划分
胎儿期	从受精卵发育到胎儿分娩出世
新生儿期	从胎儿分娩至出生后足28天
婴儿期	1月~1周岁
幼儿期	1~3周岁
学龄前期	3~6周岁
学龄期	6、7~11、12周岁
青春发育期	女孩一般从11、12周岁开始，到17、18周岁；男孩从13、14周岁开始，到18~20周岁。女孩发育比男孩大约要早2年

孩子的生长发育是循序渐进的过程，有其内在的生物学规律。但发育的快慢往往因人而异、因时而异、因环境而异。家长如果急于求成，揠苗助长，必然给孩子造成不良的后果。

孩子早期智能发育的表现

了解孩子发育过程中其智能的发育过程非常重要，有助于父母更好地照顾孩子。

早期智能发育主要表现在以下几个方面：

躯干与四肢运动

包括坐、爬、站、走、跑、跳、上下楼梯、独自站立等动作。从孩子站起来到迈出第一步，从步履蹒跚到稳健前行、能跑能跳，如果上述动作均正常，就说明孩子的神经系统发育比较完整。

一般而言，1岁时孩子就能站立，扶着东西走路；15月龄时就能独自行走，爬上高的椅子；18月龄时，孩子就会倒着走，扶着栏杆上楼，蹬着椅子取高处的东西，并且能站着踢皮球；2岁时孩子会跑得更快，而且能双脚蹦跳，自如地上下楼梯，举手过肩投掷物品；3岁的孩子则会用一只脚独自站立几秒钟，会立定跳远，会骑儿童脚踏车等。

精细运动

主要是指手部的活动，包括能否握紧物品，用手指捏拿小的物品，如捡豆子等。要注意观察孩子握笔写字的姿势是否正确，会不会画画、折纸，能否正确使用剪刀与锤子。

一般而言，1岁龄的孩子可以熟练地捏起小豆子；15月龄的孩子可将积木竖直，搭成塔形；18月龄的孩子已经会翻书和盖上瓶盖；2岁的孩子能用手指握住笔乱画；3岁的孩子能将细绳穿入珠子的小孔，并尝试用剪子剪东西。

语言能力

包括掌握正确的发音和对语言的理解、常识性的知识表述是否准确等。如果孩子开慧比较早，语言学习能力比较强，说明其大脑思维与记忆能力的发育很正常。

环境适应性

大脑的组织、思维、模仿和记忆能力，以及注意力的发育，这些都是孩子早期智力发育的表现。比如能独立搭积木，画简单的图形，正确地数数，进行简单的计算，知道物体的大小、上下，有方向感等。

生活自理与社交能力

表现在孩子能够独立地用碗、勺子和筷子吃饭，自己用杯子喝水；独立穿衣服和脱衣服，如穿裤子、袜子与鞋子；能与小朋友一起做游戏，活动结束后能够整理好玩具；孩子经常会思考问题，问妈妈这个为什么、那个为什么，还会批评别人做错的事情；并且能随着音乐的节拍，在伴奏下跳舞与唱歌。

以上几个方面的情况，都能够反映孩子神经与心理功能的发育水平，家长可以从中了解孩子早期智能发育的情况，做到心中有数，适时调整。

在现实生活中，要提醒家长注意的是，很多小孩子爱哭、爱闹、好冲动又任性，绝大多数家长以为这是孩子"立事儿晚"，或者是娇惯、溺爱等教育方法不当造成的。

实际上，如果孩子的膳食不平衡，过多地食用肉、蛋类动物性食物，就有可能引起钾、钙、镁、锌等这些促进大脑正常发育和维持大脑生理功能正常的微量元素进行大量消耗，造成丙酮酸、乳酸等酸性代谢产物在体内蓄积。特别是在脑组织中蓄积过多，就会使孩子的行为发生异常，甚至引起其思维紊乱，有的还患上孤独症。所以，在孩子早期生长发育过程中注重膳食营养均衡，对孩子的智能发育意义也非常重大。

保证孩子健康需要"三大营养"

受遗传因素影响，人体健康往往具有代际相传的特征，即父母的饮食习惯及生活方式会对孩子产生潜移默化的作用，并且对孩子成年后的健康状况产生持久影响。

研究发现，人类需要"三大营养"，一是饮食营养，二是行为营养，三是心理营养。家长只有同时关注这三大营养，才能够保证孩子的健康成长。

饮食营养

生活中有没有发现这样的情况，如果妈妈告诉孩子"吃胡萝卜很健康，要多吃蔬菜水果"，孩子就会记住，并且养成喜欢吃蔬菜水果的习惯。如果妈妈认为只有吃肉才有营养，孩子就会多吃肉，最后变成"肉食动物"。很多儿童饮食习惯不良的问题，与父母的影响往往密不可分。

古话说，"欲得小儿安，须带三分饥与寒"，过分保暖和过量饱食都对孩子健康不利。如今大多数独生子女家庭，父母对孩子关照和保护过多，认为孩子衣服穿得越厚越好，吃得越多越壮。殊不知，这样做对孩子的生长发育与健康都是不利的。

中华传统文化就是提倡效法天地的变化，遵循阴阳的消长，顺应四时之气调养身心。我国的传统膳食就是以植物性食物为主，既符合以农业文明为特征的食物结构特点，又由我国经济生活水平、人口与自然环境资源条件的平衡所决定，更是中国人民数千年生活实践经验积淀的结晶。所以，作为中国人，就要做中国梦，就要吃中国饭，要坚持中华民族传统饮食结构。

自古就有"米油是穷人的人参汤"之说，婴儿"食米油，百日则肥白"，是有科学依据的。食疗的保健效果是亿万中国人民亲身实践的总结，是中华民族极其宝贵的文化财富。在其形成发展的几千年中，浸透着历代先贤的血汗，凝聚着我们民族的智慧，集中升华了亿万民众的经验、教训和成功；反映了中华民族对人类健康与疾病、对人与自然之间关系与规律的深刻认识和总体把握。因此要站在东西方两种文明结合的高度，认识膳食结构与饮食营养。

此外，还要教育孩子多吃"神"造的天然食物，少吃"人"造的加工食物。选择加工食品时，也要注意选择含化学添加剂少的，培养孩子关注食品安全的意识，养成识别安全食品的习惯。

行为营养

父母是孩子的第一任老师。父母的好习惯会传递给孩子，坏习惯自然也会影响孩子。所以，做父母要严于律己。

有些父母过度溺爱孩子，总担心孩子累着，上学、放学帮孩子背书包，有些家长甚至用小推车接送孩子。生活中，这样极端的案例并不少见。家长有没有想过，这样的"溺爱"是在剥夺孩子正常运动的权利。古人云"百练不如一走"，连走的机会都没有，谈何健康。

家庭是孩子出生后面对的第一个小社会，父母就是孩子最好的老师。英国翡翠出版有限公司曾经对来自13个欧洲国家的21000名50岁及以上的参与者进行了广泛调查，将调查对象的吸烟、肥胖、缺乏锻炼等各方面的情况，与他们父母的工作、寿命、吸烟及喝酒等情况进行了仔细的比较。结果发现，在孩子10岁时，父母的特征对孩子成年后健康的影响程度高达31%~78%。

调查结果证实，如果父母有抽烟的习惯，孩子成年后吸烟的可能性非常大。如果父亲在孩子12岁前后就吸烟，孩子成年后吸烟的可能性几乎是父辈一代不吸烟群体的两倍。如果母亲吸烟，女儿吸烟的风险也会增加许多。

同理，古话说"酒为百药之长，饮必适量"，如果家长有大量饮酒或酗酒的坏习惯，孩子成年后变成酒鬼的可能性自然就会更大。

心理营养

要避免孩子出现心理问题，需要家长日常对孩子多加引导，并以鼓励和表扬为主。让孩子愉快地学习，把学习当做一件快乐的事。同时，家长还要重视德育教育和人性教育，让孩子善良、有爱心，懂得关心帮助别人。教导孩子尊重劳动人民，让孩子从小拥有大爱。

美国耶鲁大学某儿童健康组织的研究发现，经常被父母和老师批评、训斥，甚至辱骂、威吓、体罚的孩子，身高的发育都会不同程度地受到负面影响，即出现所谓"精神剥夺性矮小"。众所周知，人类大脑底部有个被称为"下丘脑"的组织，其可以根据神经网络传来的各种微弱信号，刺激机体产生"促生长激素"。如果孩子神经系统过度紧张和压抑，就会导致"促生长激素"的分泌减少。

很多父母"望子成龙"，对孩子的期望值非常高，一旦孩子表现不令人满意就会指责，造成孩子长期处于精神紧张、精神压抑的状态之下，这自然就会影响其下丘脑的活动，造成"促生长激素"分泌减少，影响身高。

此外，许多单亲家庭中，由于饱受精神创伤，患"心理性矮小症"的孩子会比较多。还有，在农村有许多留守儿童的父母外出打工，而处于成长发育期的孩子总是远离父母，也会严重影响孩子的内分泌系统，导致"分离焦虑"，造成留守儿童的身材比较矮小。

父母对孩子教育的核心是因材施教，要根据孩子的特点与成长变化情况，与时俱进地改变教育模式，尽早形成亲子间的良性沟通。当然，要求所有的父母给孩子创造一个完全纯净和美好的环境是不现实的，但是父母与孩子建立良好的沟通，却是每一个家庭都能做到的事。

重视儿童"食育"教育

食物除了能够果腹和提供营养所需之外，也是文化与感情的纽带。对孩子进行"食育"教育非常重要，因为食物背后的感情比食物的味道更令人回味无穷。

从孩子会说话，能够进行简单交流起，就要有意识地和孩子交流饮食的来源、制作、营养价值，以及怎样吃、吃多少等知识，从而潜移默化地使他们认识到偏食的危害，并自觉做到膳食平衡，将健康的饮食习惯延续终生。

跟随孩子一生的故事

小时候吃的食物留在舌尖上的记忆，萦绕在周边的人和事上，点点滴滴都会像种子般在我们的脑海里扎根。家家都有私房菜，要鼓励子女走进厨房学做羹汤，这是家族历史、文化和感情的传承，也是祖辈留下的精华。

现在物质丰裕又便捷，不愁买不到东西吃，所以年轻一代几乎不下厨、不学习烹饪。家人一起下厨，烹煮出的食物虽然未必上乘，但却有妈妈的味道，是跟随孩子一生的故事。

哥伦比亚大学分析近10年收集的数据后发现，常和家人吃饭的孩子学习成绩会更好；父母就餐时还可以教授餐桌上的礼仪，让孩子学会分享和尊重他人；在大人陪同下就餐，孩子也会吃得更快乐、更健康。

现在有很多家庭盲目满足和过分迁就子女的饮食偏好，忽略了对其进行健康饮食习惯和营养知识的培育。不少中小学生眼界开阔，知道很多天文地理知识，却分不清楚几乎天天打交道的粮食和蔬菜。

"谁知盘中餐，粒粒皆辛苦"，是我们耳熟能详的诗句。然而在现实生活中，让孩子真正懂得其中含义，还需亲身去体会。

做饭是重要的生活实践，应该从小教孩子认识食材，观摩家长如何做饭。跟父母一起从简单易学的食物做起，比如绿豆汤、果汁饮品、烙饼、煎鸡蛋、蒸馒头、擀面条、包饺子、包馄饨等。

中学阶段则要让孩子学会独立做饭，掌握必要的营养学知识，了解各种食物的营养成分，并且知道什么是食品化学添加剂。孩子通过认识食物、制作食物，在更加珍惜食物的同时，还能选择健康的生活方式，培养良好的饮食和生活习惯。

学文、学理、学做饭

英国是欧洲肥胖症发病率最高的国家之一，约有1/3的儿童患肥胖症或体重超重。英国教育大臣委托"健康快餐"连锁店（Leon）的创办人丁布尔比和文森特考察中小学的校餐质量，并提出改进意见。两人历时 8 个月，遍尝英国各地校餐后提交了考察报告，建议将烹饪列为英国学生必修课。内容如下：

·要通过学做饭，让孩子懂得烹饪和营养学知识，知道食物是从哪里来的。

·要让孩子能做出不同品种的饭菜，掌握必要的烹饪知识和烹调技术。能够做出饭菜而且吃饱，并能给家人提供饭菜。

·中小学应将烹饪课列为学生的必修课，从而促进对饭菜营养平衡和校餐质量的监督，做到教学相长。

此后，英国教育部的教学大纲将烹饪列为必修课，教育部要求学生要"学文、学理、学做饭"。并且要求孩子在 14 岁时，能做出 20 个花样的食品，如馅饼、炒菜、咖喱饭等。

通过开设烹饪课程，倡导中小学生中午在校就餐，学校提供平衡健康的膳食，以此有效预防肥胖发生。

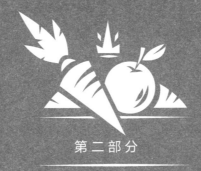

第二部分

养育健康宝贝的
全龄营养方案

由于我国各地经济、文化发展的不平衡，少年儿童营养状况呈现"营养不良与营养过剩同在，贫困病与富裕文明病并存"的局面。贫困地区儿童营养不良人数达2400万人，而在经济发达地区，5岁以下城市儿童的肥胖率从2005年的5.3%上升到10%左右。目前，我国18岁以下青少年超重及肥胖的人群数量已达1.2亿人。

在孩子吃饭这件事上，最常见的问题是：一方面由于膳食结构"西化"严重，营养过剩诱发"文明病"泛滥，肥胖成为威胁少年儿童的严重问题。另一方面，孩子吃饭磨蹭、挑食，不吃青菜、不吃鱼，没有养成良好的饮食习惯。

让孩子健康成长是父母的心愿，而实现这一心愿的前提，就是要弄明白孩子到底该怎么吃。

第一章

赢在生命的起跑线
——胎儿期的营养优化方案

从孩子呱呱坠地，其健康成长就牵动着父母的心。为了不让孩子"输在起跑线上"，父母总想给他们最好的。殊不知，起跑线从母亲怀孕的那天起就已经画好了。

孩子作为生命的传承，带有很多父母的烙印。怀孕初期，孕妇通过脐带将营养输送给胎儿，其自身饮食及营养状况就开始影响孩子的身体和智力发育。所以，围产期的准妈妈应避免不当饮食对胎儿造成的伤害。同时，准爸爸的饮食、体重、吸烟、精神压力等，也与后代的出生缺陷、行为问题、发育障碍等潜在相关。

父母的健康状况会遗传

除了父母的言行举止会潜移默化地影响孩子，由于健康具有代际相传的特征，父母的健康状况也会影响孩子。

英国利兹大学曾经调查了来自13个国家、人均年龄在50岁以上的2.1万名参试者。对比参试者及其父母的吸烟、喝酒、肥胖、缺乏锻炼等情况后发现，父母对孩子成年后健康的影响程度平均为50%，捷克以78%占据榜首，紧随其后的是德国、西班牙、法国和奥地利，影响程度分别为72%、70%、

66%、64%。虽然各国之间存在差别，但足见父母的健康状况会遗传这一事实。

研究证实，早期儿童的营养状况会影响孩子一生的健康，从母亲妊娠开始到孩子2周岁龄，是通过营养干预预防成年慢性病发生的最佳时段。众所周知，先天性聋哑、血友病等就是由遗传因素决定的。高血压、哮喘等疾病，也与基因关系密切。所以，在孩子出生之前，父母就要以身作则，养成健康的生活方式，给孩子创造真正最好的先天条件因素。

凡药都是双刃剑，正确应对孕期反应

孕期反应是孕妇正常的生理反应，但是现在职业女性众多，为了不影响工作，克服妊娠反应就成为职业女性怀孕后要面对的头号难题。

德国格律塔尔公司曾经生产一种化学合成药物——"反应停"（即"困特甘"）。据说，研制这种化学合成药物时也曾做过许多动物实验，结果老鼠"点头"了、兔子"点头"了、狗"点头"了，最后连猴子也"点头"了。但是，当人类服用此药后，在全世界先后诞生了2万个"海豹儿"——孩子没有手、没有脚，像海豹一样，成了20世纪最大的药物丑闻！

中医治疗妊娠反应通常用"伏龙肝"，就是用农村烧柴灶的灶心土煎水喝，应对妊娠反应效果非常好。"是药三分毒"，怀孕的准妈妈不能总想用吃药来对抗孕期的不舒服。

我们曾经遇到一个女青年，体重不足50公斤，身体非常差，怀孕以后她更是异常紧张。因为她很瘦弱，总觉得生下来的胎儿可能不健康，再加上孕期反应比较大。于是，营养师建议她每天在醪糟（即酒酿）里加些红枣、汤圆、红糖，一起煮着吃。同时，让她喝浓稠的小米汤（俗称米油）。经过几个月的调理，孕妇身体变得强壮了，生下来的孩子也特别健康。

我们还遇到一位孕妇，从怀孕伊始直到生产为止就孕吐不断。但这位孕妇非常坚强，虽然每次吃完就吐，但依然坚持吐完再吃。就这么反反复复一

直到进入产房，最终产下一个健康的男宝宝。

所以，既然大家都知道，孕期反应是正常的生理反应，那么，建议准妈妈们做好心理准备，用乐观坚强的心态迎接宝宝的到来。

"寓医于食"应对孕期贫血

贫血问题在孕妇当中非常普遍。造成贫血的原因也很多，缺铁性贫血是最常见的。

有位大龄产妇，怀孕后出现贫血症状，有人动员她补充各种进口营养保健品。于是，这位孕妇每天将28种不同的药片磨成粉吃下去。两个月以后，孕妇感觉没有食欲，身体也不舒服，不得不停止。怀孕前3个月是胎儿形成的重要阶段，不正常的饮食不仅没有改善她的贫血症状，反而给婴儿神经系统造成了严重的损害。

大枣含铁丰富，煮粥时放几个枣，坚持食用就可以预防和治疗贫血。孕妇可以吃醪糟、红糖炖大枣以及枸杞小米粥等。民间流行的"四红"也有很好的食疗作用，即将红小豆、带红衣的花生仁和红枣按1：1：1的比例混合，然后加适量枸杞子，用红糖调味后，在砂锅中一起炖烂，每天早上空腹趁热吃一小碗。

樱桃和黑木耳也富含铁质。新鲜樱桃上市时，孕妇可以购买食用。每百克黑木耳含铁达98毫克，比猪肝高约5倍，比菠菜高出30倍。中医称黑木耳益气补血，早在汉代就用其作补血药。

"黑木耳大枣汤"是很好的补血食疗良方。即取黑木耳15克，红枣15个，将黑木耳与红枣泡发洗净放入碗中，加适量水和冰糖（或红糖），置锅中蒸一小时后服用。但是，有慢性腹泻的人应慎食，因为黑木耳有滋润滑肠的功能。

此外，市场上还有用东阿阿胶与核桃、黑芝麻做成的食品，以及用东阿阿胶做的阿胶枣，也是对贫血的孕妇很适用的保健食品。

需要提示的是，患严重贫血的孕妇，光靠食疗可能还不够，要及时到医院就诊，如需要补充铁剂等药物或用其他治疗方法的，必须遵照医嘱，不要拒绝。

从传统膳食角度看懂叶酸

中国老百姓都熟悉一句话"药补不如食补"，很多家庭为了给孕妇补充"足够的营养"，几乎天天大鱼大肉，或熬各类肉汤给孕妇"进补"，殊不知肉汤中嘌呤的含量非常高，给孕妇带来负担。

在人体内，嘌呤氧化后变成尿酸，体内尿酸过高就容易引起痛风。为什么吃肉多了，会出现"发腻"的感觉？其实就是轻度酸中毒的表现。

人体是很智慧的，由于具有"内环境自稳定平衡调节机制"，所以，当体内尿酸升高时，身体就会启动平衡调节机制，把有害物质尽快排出体外。为了把多余的嘌呤排出体外，就需要一种营养素——叶酸。

孕妇对叶酸的需求量比正常人高4倍，所以，如果怀孕后肉食摄入量高，蔬菜的摄入量低，就容易造成叶酸偏低。而叶酸缺乏就会导致胎儿畸形，包括先天性脊柱裂等。

*叶酸的主要来源，就是菠菜等绿叶类蔬菜。*在中西方传统饮食结构中，中国人的蔬菜摄入量是400～500克/日，而欧美地区人均新鲜蔬菜（不包括土豆）摄入量为100～200克/日，可见，中西方人均蔬菜摄入量相差悬殊。

由于西式饮食结构中动物性食物过多，蔬菜品种单调，造成蔬菜摄入量严重不足。为了补充膳食营养不足，西方从各种食物中提取有效成分制成药片。比如，美国许多新生儿发生"先天性脊柱裂"，就是因为孕妇围产期叶酸摄入不足。当前，医学界普遍接受的观点是，孕妇或想要怀孕的女性要服用包含叶酸在内的所谓"孕期维生素"，以预防和减少胎儿大脑畸形与"先天性脊柱裂"的发病率。

但研究发现，补充叶酸过量同样有害。血液中叶酸含量超过59mmol/L

的产妇所生的孩子，患自闭症的概率竟然是叶酸低于该水平产妇所生孩子的两倍。该项研究已经在2016年5月13日"全球儿童自闭症大会"宣读。这也充分证明了中华民族先贤"过犹不及"的教诲，蕴含着深刻哲学道理。

另外，人工合成的维生素C是强还原剂，从合成的那一天起，每天都在不停地被氧化。等到了保质期，药片发黄了，就变成有毒物质。

中华民族几千年生态农业的成功实践，为"寓医于食"、利用饮食养生保健，奠定了坚实的物质基础。中国的第一部农耕专著《齐民要术》就收集了蔬菜20多类、100多个品种。

正是因为中国的农耕文明让我们有140种蔬菜可以选择，所以，中华民族形成了"以谷物、豆类为主，进食足量蔬菜，以动物性食物作为补充，兼食水果"的传统膳食结构。这种膳食内涵丰富，保证了膳食平衡。

所以，只要孕妇在围产期增加各种蔬菜的摄取量，就可以满足孕期中准妈妈对叶酸的需求量。

切莫将食补变成"傻"吃

孕妇应格外注意保持饮食平衡，不仅要少吃加工食物、少吃药片，即便吃天然生态食物，也要注意适量。

前两年我院妇产科接生了两个肥胖儿，一个5000克，另一个6000克，检查发现这两个婴儿都患有"先天性糖尿病"。我们问这两位产妇，怀孕的时候吃什么了。她们说不仅经常吃"洋快餐"，而且吃葡萄一次一斤，吃西瓜一次半个！这就是食补变成"傻吃"带来的灾难。

孕妇存在的饮食误区是造成巨婴的主要原因，由于过度进食、盲目进补，造成婴儿营养过剩。20世纪70年代，我国"巨大婴儿"的出生率仅2%。到21世纪初，上升到7%～8%，东部沿海地区达到10%，个别地区甚至高达12.5%。2001年，南京妇幼保健医院一年接生的6400多个婴儿中，体重在4000克以上的达540个。近年来，北京新生儿肥胖比例更是高达20%！

新生儿（第一胎）正常体重应该在3000克左右，超过4000克就属于巨型婴儿。"巨大儿"难于顺产，所以多采取剖腹产，剖腹产的新生儿因未经产道挤压，不易适应外界环境，不能及时排出呼吸道的液体，易出现产后肺部并发症。此外，"巨大儿"出生后还易发生红细胞增多症、高胆红素血症，成年以后易患肥胖症、糖尿病等。

如果是顺产的话，由于妈妈血液里分泌大量的多糖，其有助于产道里乳酸菌和双歧杆菌的繁殖，这两种菌是有益健康的益生菌。从产道产出婴儿时，孕妇需要用力，对孩子来说这是人生的第一次锻炼。同时，孩子吸收了妈妈产道中所有的细菌，就能够培育自己的肠道生态微生物菌群。慕尼黑大学的研究发现，肠道菌群是保证婴儿免疫系统发育成熟的重要因素。

所以，准妈妈们孕期的膳食平衡非常重要，是决定孩子健康的真正"起跑线"。

"垃圾食品"与不孕症

近些年，饮食"西化"日益严重，甚至有些孕妇认为"洋快餐"有营养，简直是大错特错。

营养学家指出，食物的热量60%左右来自碳水化合物、25%来自脂肪、12%～15%来自蛋白质，这是理想的构成比。另外，还要求低钠（每天5～6克氯化钠）、低糖和较高的膳食纤维（每天20～30克）。

按以上标准衡量，可以发现，"洋快餐"具有"三高"（高热量、高脂肪、高蛋白质）和"三低"（低矿物质、低维生素和低膳食纤维）的特点。由于"洋快餐"营养严重失衡，所以国际营养学界称之为"Junk Food"，即"垃圾食品"！在赴欧做访问学者时，我经常见到国外的家长教育孩子拒绝美式快餐，告知孩子"垃圾食品"损害健康。

炸薯条用的油是氢化植物油，又叫起酥油。就是把植物油经过加氢的化学处理，变成氢化油，所以它不容易氧化，并且有很好的味道。但是，这种氢化植物油最高可含有38%的反式脂肪酸（Trans Fatty Acids，TFAS）。普通的脂肪酸进入体内，7天就可以代谢掉，而反式脂肪酸的代谢时间是51天！

丹麦营养委员会指出：反式脂肪酸对心血管疾病的病情发展有极大的影响，对胎儿体重和Ⅱ型糖尿病有不利的影响。研究还发现，反式脂肪酸可导致妇女患不孕症的概率高达70%以上。据《美国临床营养学杂志》报道，哈佛大学曾对1.85万名准备怀孕的妇女进行调查。调查发现，如果计划怀孕的妇女每天所摄入的食物总热量中有2%，也就是4克反式脂肪酸的话，那么其因排卵减少而造成不孕的概率就会增加70%！4克反式脂肪酸到底是多少呢？只需吃一包炸薯条或炸薯片就够了。

孕妇和必需脂肪酸

"反式脂肪酸"对孕妇是有害的，但ω-3多不饱和脂肪酸中的"α-亚麻酸"对孕妇却具有特殊的营养学意义。

膳食脂肪中的磷脂及长链多不饱和脂肪酸，对胎儿脑组织和视网膜发育有重要作用：增加磷脂的供应，是保证脑细胞分裂加速的前提。而长链多不饱和脂肪酸是脑磷脂合成的必需物质，所以，ω-3多不饱和脂肪酸中的二十二碳六烯酸（DHA）被誉为"脑黄金"。

食物中的ω-3多不饱和脂肪酸主要是α-亚麻酸（ALA）、二十碳五烯酸（EPA）和二十二碳六烯酸（DHA）。其中，α-亚麻酸（ALA）是ω-3不饱和脂肪酸系的前提，可转变生成DHA和EPA。

α-亚麻酸（ALA）是必需脂肪酸，人体不能合成，也不能从其他的脂肪酸转化而来，因此必须从食物中摄入。它主要存在于植物油中，比如胡桃油、亚麻籽油、菜籽油、橄榄油和大豆油等。而DHA和EPA主要存在于鱼、鱼油以及其他海洋生物中。

由于妊娠期母体是胎儿脑细胞发育的唯一营养提供者，所以准妈妈对

α-亚麻酸需要量远超过其他人群。胎儿在母亲妊娠的最后3个月内，利用母体提供的α-亚麻酸能够合成二十二碳六烯酸（DHA），孕妇只要摄入足够的α-亚麻酸，就会使血液中DHA水平增高，并使婴儿出生体重能够控制在3.2~3.5千克。另外，围产期孕妇多吃海鱼，还可以预防产后抑郁症的发生。

英国对11580名妇女进行调查发现，在怀孕后32个星期内食用的α-亚麻酸越多，胎儿发育不良的可能性就越低。并在"新生儿行为神经检查评分"中发现，婴儿不仅各项指标均得满分，而且视觉、听觉、注意力等指标还能获得加分。

准妈妈在孕期需要3公斤的脂肪积累，以备产后泌乳所需。母乳中超过50%的热量来自脂肪，因此母乳中脂肪酸成分与准妈妈的膳食构成密切相关。非洲某些地区妇女食用高碳水化合物、低脂肪的膳食，导致乳汁中油酸含量只有1%，而中东地区如约旦的产妇乳汁中的油酸含量却高达15%。

另外，实验也证明，如果哺乳期妇女每天食用47克深海鱼油，8天后母乳中ω-3系列多不饱和脂肪酸的含量就会从0.1%增加到4.8%，这说明乳脂质量高度依赖母体的饮食。所以，孕妇应选择食用深海鱼或富含必需脂肪酸的、冷榨加工的生态植物油。

要"好吃"，还是要"吃好"？

美国农业部曾公布一个饮食结构金字塔模型，这个美国版的膳食模型，就是以中国为代表的东方膳食结构的翻版。美国人吃了200年才明白，想要健康，就要学中国人吃中国饭。

提倡"中国人要吃中国饭"，还在于中餐的低温烹饪更健康。中国人喜欢吃蒸或煮的食物，就是用100℃的温度处理食材。这样的烹饪方法让食物中的营养保留更完整，脂肪结构也更健康。

在很长一段时间内，我国居民处于"吃饱求生存"的状态。但是，随着经济的发展，生活水平越来越高，却出现了饮食结构被全面倒置的状况。很多人讲究口味第一，生命第二，甭管健康不健康，好吃了再说。这种"好吃求口味"的观念和做法是不科学的，我们应该追求的是"吃好求健康"。

在我国山东省德州地区某地，曾发现一片小麦，其麦秆、麦叶上全是斑块，这表明小麦严重缺锌。但收获后经过测量发现，麦粒里却不缺锌！这件事给我们的重要启示，就是大自然中一个永恒的法则——一切为了后代！同理，怀孕时如果胎儿严重缺钙，母体就会通过脱钙来补充胎儿的营养需求。

麦秆非常缺乏营养，是因为营养全部补充到麦粒中去了，所以成熟的麦粒不会缺锌。正因为如此，我们的祖先才选择了食用谷物，即吃种子来维持健康，这是智慧的选择。

坎贝尔在《中国健康调查报告》中写了这么一句话，"美国人摄入的碳水化合物都来自垃圾食品，把美式快餐或是精制的谷类加工到如此细致的程度，以至于不得不人工添加矿物质和维生素，先把营养物质去掉，再往里添，这个做法本身是很荒唐的！"

当然"吃好求健康"并不是提倡舍弃口味！最优的方式应该是，选择生态健康的食材，用科学的烹饪方法做出适口的口味。这才是真正意义上的"吃好"。

第二章

第一口吃什么
——新生儿期的营养优化方案

"第一口奶影响孩子一生",虽然这话听起来有点耸人听闻,但我们面对的现实是:迄今为止,人类还没有找到一种商业配方奶,其功能与成分能与母乳相媲美!

母乳可以给孩子提供天然免疫力,坚持母乳喂养的宝宝出生后半年内不会生病,同时还不会发生因配方奶喂养诱发的肥胖症与过敏。母乳喂养的孩子肠胃功能好,免疫力与抵抗力更强。育儿实践告诉我们,母乳喂养的孩子比配方奶粉喂养的婴儿要健康得多。

初乳是加强免疫力的天赐食物

初乳是产妇分娩后一周内分泌的乳汁,外观为黄色、呈黏稠状。产后头两天的初乳量比较少,而且比较稀,但其中抗体的含量却非常高。

初乳比成熟乳含更多的抗体及白细胞,可为新生儿提供应对多种细菌和病毒的初始免疫能力,有利于抵抗出生后遇到的致病因素。

初乳中的有益细菌,有助新生儿肠道生态微生物菌群的形成。初乳摄入后生态菌群会在新生儿肠道中形成保护层。在吃到初乳前,新生儿吃到的任何东西,即使是几小勺水、配方奶、果汁等液体食物,都会破坏此保护层的形成，导致容易发生过敏或感染。

初乳中含有的生长因子，有助于新生儿肠道健康，预防发生过敏或出现不耐受。初乳还有轻微的通便作用，能帮助新生儿清理肠道内的胎便，排出胆红素，预防黄疸的发生。

孩子出生后，喝的第一口奶必须是最珍贵的妈妈的初乳。而拥有良好的肠道生态微生物菌群，对新生儿的健康和智力发育至关重要。所以，在开始母乳喂养前，不要给孩子喂任何饮料或液体食物。

第一口奶影响孩子的一生

母乳的乳清蛋白含量高，蛋白质容易消化吸收；所含抗体、免疫活性细胞对宝宝生长发育都非常重要。而且在不同哺乳期，母乳的营养成分会发生变化，以适应婴儿成长的需要。

婴幼儿刚出生时，脂肪消化能力差，对能量的需要比较少，初乳中脂肪含量就比较低。婴儿随着发育成长，对脂肪的消化能力增强，热量需要也在增加，于是过渡乳和成熟乳中的脂肪含量就会逐渐增加。母乳尤其是初乳中，含丰富的长链多不饱和脂肪酸，这对婴儿大脑和视网膜发育极其重要，这些是再好的配方奶也无法具备的功能。

世界卫生组织儿童卫生合作中心主任指出："研究发现，母乳喂养可以避免13%的儿童死亡。母乳的营养素的比例最适合婴儿，而且含有奶粉中没有的活性抗感染蛋白，能够降低婴儿感染的机会。"但很多女性因担心哺乳会使自己身材不好而拒绝母乳喂养。

根据官方公布的数据，全国0~6个月龄儿童中，纯母乳喂养率平均为27.8%，城市居民仅有15.8%。即使是在农村，母乳喂养率也只有30.3%，远低于《中国儿童发展纲要（2011—2020年）》要求的50%的比例。

其实，母乳喂养的意义不仅在于营养供给，也是让孩子通过接触妈妈乳头上的生态菌群，建设肠道生态微生物菌群的重要手段，还能有效预防孩子发生过敏。这是其他所有婴儿食品无法替代的。

西班牙国家健康研究所指出，母乳富含各种天然营养物质，母乳中大约含有700多种形形色色的微生物，超过科学家的预计。虽然这些微生物扮演的准确角色尚不清楚，但微生物的多样性却能帮助婴儿顺利地消化母乳，推动免疫功能的形成。

母乳除了是高脂肪食物外，其所含碳水化合物也非常奇特，有相当一部分是具有生物活性功能的"低聚糖"。人类母乳比其他动物乳汁低聚糖含量要高1～100倍。低聚糖可促进婴儿肠道生态菌群增殖，帮助营造有益菌群占优势的、健康的肠道生态环境，促进婴儿免疫系统的健康发育。这是任何配方奶都无法做到的。

研究发现，婴儿大便样本中的细菌与母乳中的细菌组成基本一致，说明产妇的肠道菌群会通过母乳喂养，影响婴儿肠道生态菌群的构成。母乳中还含有许多重要的成分——如抗体、免疫活性细胞等，这些对婴幼儿健康发育也非常重要。

母乳喂养的婴儿肠道中有益菌群占绝对优势。这些婴儿的粪便偏酸性，pH值平均为5.5；粪便含水量高，氨臭味很淡，很少检出致病菌。而食用配方奶粉、人工喂养的婴儿，粪便大多偏中性，pH值平均为6.0，大便气味比较臭，粪便比较干燥，腹泻的发生率也比较高。使用配方奶粉人工喂养的婴儿，比母乳喂养的孩子肠道中有害细菌的比例要高很多，包括诱发腐败的梭状芽孢杆菌、条件致病菌大肠杆菌等。跟踪研究发现，肠道生态菌群中的有害菌与致病菌比例高的状况，并不会随孩子的年龄增加而降低。食用配方奶粉的孩子，其发生便秘与腹泻的频率会远高于母乳喂养的婴儿。

另外，母乳喂养经济实惠、方便快捷，还能加快产妇康复，减少患乳腺炎的机会，何乐而不为呢？

母乳喂养可降低儿童肥胖率

现实生活中，由于母乳分泌量有限，母乳喂养的婴幼儿进食量自然能够得到有效的控制。而配方奶粉的喂养量是不受限制的，所以容易出现喂养过度，导致孩子肥胖。

研究证实，非母乳喂养的孩子生长到12～18岁后，肥胖病发生的风险是接受母乳喂养的孩子的2～4倍。2014年，美国疾病预防控制中心的调查报告宣称：含糖饮料消费量的下降和母乳喂养率的提高，使美国学龄前儿童肥胖率10年来下降了近一半。

日本冈山大学通过分析日本厚生劳动省的数据也发现，母乳喂养造成儿女肥胖症的概率低于奶粉喂养。日本冈山大学通过在日本厚生劳动省收集的"21世纪新生儿纵向调查"，对约3万人的数据进行了分析，重点比较了从出生后到6～7个月为止只接受母乳喂养，与仅接受奶粉喂养的婴儿体质指数（BMI）。两者比较的数据显示，母乳喂养的婴儿7岁时患肥胖症的概率要比奶粉喂养的低45%。

配方奶粉的谎言

20世纪90年代初访问欧洲时，我发现市场上的婴儿食品特别丰富，用于不同生长期婴儿的各种瓶装食品琳琅满目，其中当然包括"婴儿配方奶粉"。当时国内市场的婴儿食品种类有限，常见的只是糕干粉、大米粉等，所以那时候很羡慕。

后来，我逐渐想明白一个道理。如果婴儿只吃工业化的食物制成品，不搭配新鲜的蔬菜、水果，是不可能符合人类营养和健康的需求的。如果全世界的婴儿只吃这样的制成品，不吃天然食物，不就成了"饲料化喂养"了吗？如何体现"一方水土养一方人"呢？

2006年5月，世界卫生组织（WHO）承认，其制定的《婴儿发育指南》存在重大缺陷，其中关于"母乳喂养的婴儿体重偏轻"的错误论断误导了世界各国母亲40多年！

早在该指南问世之初，食品公司就开发出各种"配方奶粉"，开展了大规模的促销活动。家长们为了使婴儿体重"达标"，滥用"配方奶粉"，造成大量肥胖婴儿的出现。当前，世界各国婴儿的母乳喂养率平均在40%左右，我国则更低，而经济发达国家的母乳喂养率更高。

近些年，国人采购"洋"奶粉，"横扫"欧美与澳洲货架，成为一道特别的景象。德、英、欧盟、澳大利亚纷纷实施限购政策，采购大军遭到全球围剿，成为当代国人一种无法言说的痛。

然而事实并非如大家想象那样简单。2013年，央视曝光配方奶粉公司控制医院的"第一口奶事件"震惊全国。人们开始意识到，原来抢购婴儿奶粉的风潮，正是配方奶公司违反《国际母乳代用品销售守则》，进行促销活动的杰作。

联合国儿童基金会驻中国代表处的专家指出：配方奶粉制造商"营销非常精明"，他们声称"在所有增强学习能力的配方奶中，都强化了母乳替代品，可以让孩子更聪明"，并称"配方奶含有各种能够提高免疫力的物质"，这显然是谎言！母乳中含有保护婴儿出生后6个月内能够保持健康的抗体和免疫活性物质，这绝不是配方奶中那些添加剂所能取代的！

据《生命时报》披露，2012年，全球奶粉消费量为608.1万吨，我国消费奶粉174.5万吨，占全球消费量的28.7%。2013年，我国婴幼儿奶粉的销售额就已高达680亿元。我国每个婴幼儿平均每年奶粉的食用量约为20千克，远高于世界其他十多个国家的平均用量（12～15千克）。

母乳喂养好处多

《中国儿童发展纲要（2011—2020年）》大力提倡母乳喂养，并明确坚持母乳喂养有以下九大好处：

◆母乳喂养有利婴儿健康成长，母乳是任何乳制品不可替代的优质乳，婴儿吮吸母乳有百益而无一害

◆母乳喂养有利于产妇迅速恢复健康

◆母乳喂养清洁安全，能增强婴儿免疫力

◆母乳喂养有利于婴儿消化系统的健康发育

◆母乳喂养有利于增进母子间的情感

◆母乳喂养非常经济实惠

◆母乳喂养方便快捷

◆母乳喂养可减少婴儿发生过敏

◆母乳喂养可减少母亲患卵巢癌和乳腺癌的概率

放弃母乳喂养会造成很多不良后果。如果不哺乳，母亲乳头因缺乏必要的刺激，乳汁会越来越少。乳汁不能及时排空，还非常容易诱发乳腺炎。而母乳喂养失败的负面情绪，也会影响妈妈的身心健康。另外，总是在"喂还是不喂"之间犹疑不定，也会让母亲失去喂养信心，而且频繁使用奶瓶喂奶，会造成宝宝产生混淆，不愿再吃母乳。

所以，坚持母乳喂养是真正对母子双方均受益的方式。

母乳才是中国宝宝的奢侈品

母乳中的脂肪不仅能够提供热量，还能提供"必需脂肪酸"——亚油酸和α-亚麻酸。母乳中的亚油酸可促进婴儿生长发育，缺乏亚油酸的婴儿会出现脱皮、溃破、毛发稀疏等症状。

新生儿阶段是婴幼儿中枢神经系统发育的关键时期，此时需要提供脑部和视网膜组织发育非常需要的长链不饱和脂肪酸，同时从外界给予必要的信息刺激，才能让婴幼儿的大脑组织充分发育。

用核磁共振仪进行的大脑扫描研究显示，母乳喂养的宝宝脑白质发育比

较快。对7岁孩子的智力检测发现，母乳喂养的孩子的智商要比吃配方奶粉的孩子高很多。

研究还发现，母乳喂养的宝宝，其控制自身情绪的能力、语言能力、理解能力的发育，要比配方奶粉喂养的孩子快30%以上。这些数据明明白白地展示出母乳喂养的巨大优势。所以，婴儿出生后的半年，一定坚持母乳喂养。如果条件允许的话，最好坚持母乳喂养到孩子一岁龄。

上海交大医学院附属新华医院、儿科医学研究所做过一项研究，选取上海、广州、重庆、呼和浩特、长春等5个城市，共156位中国妈妈作样本，分析了母乳中的"油酸、亚油酸、软脂酸、硬脂酸、肉豆蔻酸"等五大脂肪酸。结果发现，世界其他国家母乳中的亚油酸含量仅为10%左右，而中国母乳中亚油酸含量平均达到20%以上，明显高于其他国家！这无疑再次验证了一个事实——中国宝宝的最佳食品就是母乳，母乳非常有利于宝宝的大脑发育。

第三章

大脑发育高峰期，错过不可逆
——1个月至1岁婴儿期的营养优化方案

　　婴儿期是生长发育最旺盛的阶段。这一阶段对于孩子的智力与体格发育非常重要，不仅生长发育最迅速，而且要接受各种新的食物，同时又是乳牙萌出的时期，是锻炼咀嚼能力的关键期。

　　随着婴儿的成长，饮食结构要适时发生变化。这一阶段的营养给予，更是奠定孩子一生健康的根基。

大脑发育的关键期

　　在1月龄至1岁龄这个阶段，婴儿体重迅速增加，脑和神经系统也迅速发育。

　　新生儿刚出生时大脑重量约400克。通过头围就能反映出大脑及颅骨的发育情况：婴儿每个月头围平均增加1厘米。

　　出生后第一年，在体验与学习过程中，婴儿大脑皮层以每秒钟数以百万计的速度形成神经键连接。1周岁时脑组织重量已高达900～1000克，是出生时的两倍，已达到成人脑重的50%。科学家发现，大脑中的树突和神经键的形成需要巨大的能量，因此，婴幼儿的大脑需要消耗成年人两倍的能量。

婴儿添加辅食的最佳时段

伦敦大学儿童健康研究所儿童营养研究中心与爱丁堡大学和伯明翰大学的研究认为，世卫组织和儿童基金会提出的"生命最初六个月应纯母乳喂养"的指导原则，缺乏医学证据。

英国专家认为，从4个月开始就应该让婴儿吃辅食，如果不在6个月龄之前就用固体食物逐渐取代母乳，可能会给孩子成长造成隐患。第一是可能缺乏微量元素铁，使婴儿的神经、运动肌和心理发育产生障碍。第二是会增加婴儿食物过敏的机会。在用花生作为断奶后替代食物的国家，出现花生过敏的比例较低。第三是婴儿容易出现胃肠道疾病。瑞士政府采用世卫组织（WHO）的"6个月原则"后，婴儿肠胃疾病的发病率上升，当把提供辅食的指导原则改回4个月后，婴儿的肠胃疾病患病人数开始回落。

总的来说，4~5个月龄时给婴儿添加辅食是最安全的。在母乳喂养的同时加入辅食，能将患遗传易感的Ⅰ型糖尿病风险降到最低。但一定不要在4个月龄前就添加固体食物。过早给婴儿喂固体食物，会导致食物能量增加，而所需的其他营养素却减少了，造成未来得糖尿病、肥胖、湿疹的风险更大。

合理添加辅食，保护孩子肠道健康

细心的家长要学会观察孩子的大便情况，如果经常发生便秘、大便有臭味，说明孩子存在肠道生态菌群失调状况。这些婴儿肠道中的有益菌明显减少，有害菌大量增殖。

寄居在大肠的有害细菌又名"产毒腐烂菌"，因其能代谢产生氨、胺、硫醇等30多种毒素，并导致大肠蠕动速度减慢，从而出现便秘。一旦粪便在肠道停留时间过长，会造成粪便中的各种毒素被肠道重吸收，严重危害婴幼儿健康。

婴儿肠道微生态平衡的破坏，与喂养的食物关系密切。在宝宝出生4月龄后，就应添加辅食。但此时婴儿的消化系统发育尚不成熟，消化酶的分泌量较少、活性也比较低，所以，添加辅食必须循序渐进。要从喂小米熬的米油开始，从流食、半流食，逐渐过渡到固体食物。家长一定要明白，只有及时合理、循序渐进地给宝宝添加辅食，才能有效维护宝宝肠道微生态的平衡，从而提高其抗病能力。

添加辅食必须循序渐进

宝宝4月龄前，充足的母乳就能满足全部营养需要。在婴儿4～6月龄时，在保证婴儿每天进食600～800毫升母乳的前提下，就可以添加辅食。

此时应以糊状食物为主，锻炼孩子吞咽和舌头前后活动的能力。食物应逐步从稀糊状过渡到稠糊状，如米油、蛋黄糊、土豆泥糊等。米油是米粥熬好后漂在表层的薄膜，其味甘平、入脾胃，中医古籍记载"黑瘦者食之，百日即肥白，以其滋阴之功，胜于熟地也"。

6～9个月龄是宝宝口腔发育的关键期，是其认同多种食物、培养咀嚼能力的黄金时期。此阶段可添加软的食物，以锻炼孩子舌头的活动，以及利用舌头和上颚碾碎食物的能力。可选择的食物有小米粥、苹果泥、菜末面片汤、燕麦片粥等。

10～12个月龄的婴儿，要吃些能用牙床磨碎的食物，如馒头片、面包片、豆腐、小馄饨、水果块等。让宝宝练习舌头的左右运动，锻炼用牙床咀嚼食物的能力。

孩子的食物宜采用蒸、煮、炖、煨等低温烹饪方法，口味要清淡，不用鸡精、味精。有研究显示，1周岁龄以内的婴儿食用味精过多，会引起脑细胞坏死。

宝宝的辅食要选择"神"造的生态食物，少吃加工食物，即宝宝的辅食一般先选择谷物（如米油、粥）、蛋类，再加蔬菜水果，最后添加畜、禽、鱼肉。深海鱼所含ω—3系列多不饱和脂肪酸有利于婴儿神经系统发育，可适当侧重。

总之，添加辅食时，要让孩子对新的食物有逐渐熟悉与习惯的过程，遵循由一种食物到多种食物、数量由少到多，主食由细到粗、由稀到稠、由软到硬，循序渐进的原则。

如何添加水果类辅食

逐渐给宝宝添加辅食后，可搭配果汁或果泥。刮果泥可选用食性温和的苹果；果汁最好是鲜榨后用水适当稀释，并且调节到36摄氏度，同时要在两餐奶之间喂。

婴儿在5个月龄后，苹果、梨、猕猴桃、哈密瓜、西瓜等的水果泥都可以吃，但不要吃得太多，以半个勺尖为宜。脾胃比较柔弱、容易腹泻的宝宝要少吃香蕉；舌苔厚、便秘、体质偏热的宝宝可吃些梨和猕猴桃；消化不良的宝宝则应吃煮熟的水果泥。

婴儿在9个月龄长牙后，就可以吃小的水果块，以锻炼咀嚼能力。

半岁龄前后的婴儿易生病，尤其是男孩。季节交替时，肠道疾病的发生率比较高，所以最好别吃生的水果。可把水果煮成汤水，喂宝宝喝。

另外，芒果与菠萝容易引起过敏，也不宜让婴儿食用，特别是芒果吃多了容易长湿疹。西瓜清凉解暑，生津止渴，但其食性寒凉，多食伤脾助湿，消化功能差的婴儿也不宜多吃。

如何预防婴儿食物过敏

婴幼儿食物过敏的发病率高于成人，以4～6月龄的婴儿发病率最高。由于婴幼儿的胃肠屏障功能不完善，蛋白酶及多数消化酶活性不足，加之缺

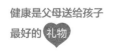

乏胃酸，故容易发生过敏。

在添加辅食过程中，每添加一种新的食物都要观察婴儿有无过敏反应发生，如皮疹、瘙痒、呕吐、腹泻等，一旦出现过敏症状应立即停用。伴随孩子年龄的增长、消化功能的完善，历经健康生活方式的实践，多数患食物过敏的孩子都可以"自愈"。

添加辅食不宜过早，由于婴儿消化功能发育尚不完善，容易诱发食物过敏。但推迟添加辅食，则会造成过敏和患自身免疫性疾病的风险增高。

婴儿添加辅食时应从泥糊类的半流质食物逐渐过渡到固体食物，包括蔬果汁、菜泥、稀饭，以及软饭、蔬菜粥、软面条等；也可少量添加馄饨、馒头、米饭等固体食物。要注意观察婴儿粪便及皮肤情况，如果3~5天后一切正常，就可以再增加新的辅食。

另外，不要同时添加多种辅食，避免孩子出现过敏。4~6个月龄是婴儿建立口服耐受的关键时期，此时适当添加用天然食物制作的辅食，如蛋黄粉、苹果泥、用小米和大米熬的浓米汤，能帮助孩子建立口服耐受。

婴儿保持肠道微生态平衡的能力差，容易发生肠道生态菌群失调。要强调的是：任何一种抗生素的滥用，都会造成肠道原有正常生态菌群的混乱。这也是导致儿童过敏性疾病发生的重要原因，所以接触抗生素要格外小心。

营养补充不能靠"药片"

人类在几百万年的进化过程中，已经习惯于从天然食物中获取营养。复杂的食物成分会让人体具有更为复杂的消化功能。如果吃的东西太纯粹，直接补充的营养素过多，就会导致"用进废退"。

2004年7月，美国儿童科学杂志报道：从1991年开始，由美国政府开展的对母婴（8000多名婴儿）的研究发现，直接补充维生素可能增加儿童哮喘和食物过敏的危险。

在美国，近半数孩子刚会走路就开始吃各种维生素，婴儿米粉中也添加维生素。结果造成过早摄入维生素的黑人婴儿容易患哮喘病，而白人婴儿则易发生食物过敏。动物实验也发现，摄入的维生素在体内遇到免疫抗原时，会使细胞膜发生变化，增加过敏发生的机会。

所以，家长应明白，孩子应从多样化的食物中获取营养，吃"药片"不如好好吃饭。尤其对于婴幼儿而言，不适合直接补充各种维生素。现在很多营养品补充剂的产品包装上也明确标注，"该产品不适合婴幼儿"，家长应认真对待。

别让孩子生活在"真空"中

孩子初生时，由于体内还有母亲的抗体，所以生病的概率不大，也很少拉肚子。但6个月龄之后，抗体慢慢失去了效用，就容易得病，也开始拉肚子了。但孩子经过疾病的历练，也会培养出抵抗力。于是，有些人认为小孩吃东西太注重卫生，会使小孩没有抵抗力。

所谓"不干不净，吃了没病"，就是中国人耳熟能详的一句俗话。而刊登在《斯堪的纳维亚病理学、微生物学和免疫学》学报上的一份研究表明，上述说法可能确有科学依据。

在日常生活中保持清洁卫生的习惯，坚持饭前便后洗手，对健康无疑是有益的。但是害怕一切微生物，过度消毒，却会对健康产生危害。因为在自然界中，存在着复杂的生态微生物系统，人类在几百万年的进化过程中，与形形色色的微生物和谐相处，形成了极其复杂的内在平衡关系。所以，在农村，尽管环境卫生条件并不好，但依靠吃生葱、生蒜等饮食习惯，也有效地预防了胃肠道传染病的发生。

欧洲的工业文明高度发达，由于化学合成制剂的广泛使用，环境卫生状况比我们好得多。但与此同时，过度消毒、大量使用形形色色的消毒剂也产生了新的问题。

在欧洲做访问学者的经历，使我感受到，一般来说，到欧洲后的前3个月是不会得病的，因为在中国生活的人免疫水平要比他们高。而在欧洲居住3个月以上，由于免疫功能下降，一旦回国总要闹一次感冒，才能使自己的免疫能力恢复到出国前的水平。

当前在英国，居民每年购买清洁消毒产品的费用达6.1亿英镑，在过去5年，这个数字增长了大约16%。许多人认为，这是民众热衷于过度保洁的结果，由于过敏患者不断增加，英国居民的过敏发病率已处于全球较高水平，每年有相当多的居民因严重的动物过敏、蚊虫叮咬、食物过敏而接受治疗。

与此同时，许多研究显示，生活在农村的儿童患过敏性哮喘和湿疹的机会相当少。这是因为在他们的生活环境中，接触微生物等各种自然物质的机会较多。饮用未消毒的天然水，养鸡猫狗及家畜等动物，使得农村儿童的抵抗力会比较强。因为在生命初期，人体在环境中接触各种微生物和灰尘，这种生态的、温和的刺激会启动和激活人体免疫系统，为机体抵御外界威胁做好准备。

人在一生中，会不断接触环境中的各种过敏源、细菌和其他毒素，如果能使机体免疫系统始终保持适当的警戒状态，就可以使癌细胞在形成初期就被抑制。

20世纪70年代的研究发现，棉纺织业的工人患肺癌的风险小于其他行业，其奥秘就是存在着一种污染棉花并携带粉尘的细菌内毒素，其使工人肌体免疫系统处于合理的警惕状态。

有研究发现，如果婴儿出生几周后就被送到托儿所，就不太容易染上白血病。在托儿所，周围的幼儿流口水、吮手指、咳嗽等各种活动，使得孩子正在形成的免疫系统接触了各种微生物与细菌，其免疫系统始终处于比较活跃的状态，抵抗力得以增强。如果过于追求干净，处处消毒，不让孩子与外界接触，生活在"真空"中，对其健康可能造成许多危害。

一周岁以下孩子的食物中勿放盐

大部分婴儿从4~6月龄起开始添加辅食，有些家长担心饭菜没味，孩子吃得不香，就在食物中加盐。2013年底，台湾发生一起3月龄女婴猝死案，调查证实是多次在奶粉中加盐，导致婴儿因高血钠症死亡。此案虽是极端的个例，但值得家长警惕。

中医金元四大家之一、名医张从正提出"薄衣、淡食、少药"的育儿观。元代著名饮膳御医忽思慧提出"薄滋味，省思虑，节嗜欲，戒喜怒"的养生宜忌，均将饮食口味清淡列于第一位。

现在我国居民每人每天的食盐摄入量平均13.5克，这与世界卫生组织每人每天摄入5克以下食盐的标准相比，显然太高了。

吃盐多了，究竟有什么危害？以食盐摄入量最高的山东（平均17.3克）和最低的广西（平均7.5克）相比较，两地农民高血压患病率相差近一倍，分别为15.3%和8.2%。

对50名原发性高血压患者限盐的观察发现，每天食盐量限制在4克时，有10名患者的舒张压下降了10毫米汞柱。对原发性高血压患者而言，限盐确实是简便有效的措施。食盐摄入量如能减少到每人每天5~6克，高血压及心血管疾病就可以明显减少。

"五味调和，不可偏嗜"的古训应当牢记。居住在北极圈的爱斯基摩人一天仅吃4克盐，那里几乎没有人患高血压；日本北海道的秋田地区习惯吃咸鱼，居民每天要吃26克盐，高血压发病率达28%。

食盐被指控为"秘密杀手"，在工业化国家，被食盐送进坟墓的人比有害化学物质还要多。高血压及引起的心肌梗死、动脉粥样硬化、脑中风等同吃盐过多是有联系的，改变"口重"的饮食习惯，是控制高血压的重要措施。

超过1岁龄的孩子饭菜中可适当加点盐，但一天不得超过1克。味精、鸡精中含较高的钠，给婴儿烹饪食物时尽量不要用。饼干、面包、膨化食品也是"隐形"的高盐产品，所以，不要给婴儿吃。

"口重"是家长身教出来的

学龄前是儿童味觉形成的关键期，给婴儿吃高盐的食物会造成其终身"口重"。美国费城莫内尔化学感官中心研究发现：婴儿接触食物和口味后，会在大脑产生"敏感窗口"，造成更嗜好这种口味。

研究人员先给61位两月龄的健康婴儿喂以淡盐水，然后根据孩子的面部表情和喝水量，确定此时的婴儿的确对咸味没有特别的反应。当婴儿6月龄大时，分别给他们3瓶水——纯水、淡盐水和稍咸的盐水，观察在一分钟内从每一瓶中喝掉多少水，从而判断孩子更喜欢哪种口味的水。与此同时，询问婴儿父母平时给孩子们喂婴儿食品还是高盐食品。

结果发现，吃高盐食物的婴儿比其他婴儿多喝了55%的盐水。不难看出，从养育婴儿开始就要少吃加工食品，如面包、饼干、方便面等，因为仅一片市售袋装面包就含有0.5克盐。

对食盐的味觉感受是逐渐养成的，"口重"并非天生，而且是可以改变的。"孩子的口味是家长培养出来的"，渐进地减少食盐摄入量，味蕾就能够逐步适应较淡的口味。

爱护陪伴孩子一生的牙齿

宝宝如果爱流口水、喜欢咬硬的东西，哺乳时还咬妈妈的乳头，这就是在提示家长——"我要长牙了"！

婴儿的乳牙在一定时间萌出，然后按照顺序先后长出，口腔左右的牙齿对称发育。通常最先萌出4颗下切牙（即门牙），随后长出对应的4颗上切牙，等到1岁龄时这8颗牙就长出来了。

然后再长出上下4颗第一乳磨牙（在门牙与虎牙之间），随后4颗虎牙才"脱颖而出"。宝宝1岁半龄时即可萌出14～16颗乳牙。2岁半龄时20颗乳牙全部出齐，即孩子上下颌各有10颗小乳牙。

牙齿不仅用于咀嚼食物，也关系到智力发育。咀嚼食物时，对大脑海马区会有持续的刺激，有助于增强记忆力，延缓脑组织衰老。如果长期吃软的食物，思维能力会下降，导致头脑痴呆。

婴儿时要保证母乳喂养，适时补充辅食，特别要注意选择软硬适中，能够增强咀嚼锻炼，有利于牙齿正常生长的食物。在婴儿长牙时期，父母要多准备碎菜末、烂粥或烂面条，以锻炼孩子的咀嚼能力，加快口腔血液循环，促进牙齿发育。

辅食添加要由软到硬、由细到粗，让孩子逐步学会吞咽与咀嚼。辅食添加应避免甜而黏的食物，特别要拒绝软饮料，防止龋齿发生。

另外，要特别注意孩子的口腔卫生。比如喝完奶再喝口水，早晚用棉布手绢给孩子清理口腔，不要让孩子嘴里含着奶睡觉，等等。这些都为日后孩子的口腔卫生、牙齿坚固打下了坚实的基础。

预防婴儿牙齿发育畸形，要有目的地给孩子吃耐咀嚼的食品，如锅巴、烤馒头片、苹果等水果。此外，半岁龄到2岁半龄前后，还要对乳牙萌出过程定期检查和记录，以便及早发现问题，进行治疗和矫正。

不要让孩子失去学习咀嚼的宝贵机会

科学家认为，现代社会的人群由于过多食用精加工食物，造成咀嚼食物的强度下降，孩子下颌骨因此变得比较短小，造成牙齿拥挤不堪。所以，处于下颌骨生长发育期的孩子，应注意设法强化咀嚼功能的训练。

4～6月龄是婴儿学习咀嚼的最佳时期，如果此时没有充分训练，孩子会因习惯吸吮母乳或用奶瓶进食，而拒绝使用筷子、勺和碗进餐，从而丧失了学习咀嚼的宝贵机会。

我曾接待过一对夫妇，因3岁的孩子不会咀嚼而来院求医。交谈时发现，孩子从小吃亨氏膏状食物，从来没有训练咀嚼功能，结果出现了令人遗憾的后果。婴儿的口唇生来就有寻觅食物和吸吮的本领，但咀嚼功能却是必须通过对口腔、咽喉的反复刺激，不断学习和训练才能掌握。

日本对5000所幼儿园调查发现，在14.3万名2~5岁的儿童中，约有17%的孩子不能很好地咀嚼固体食物，13%的孩子偏食和厌食。在交谈中，不能灵活地用舌头讲话的孩子，竟然占到6.5%。研究发现，上述情况都与孩子没有适时接受咀嚼训练有关。

充分咀嚼食物，可使孩子对口腔、舌部和齿龈进行清扫，防止牙齿排列不齐；还能让唾液与食物充分混合，促进食欲；充分咀嚼后，食物被磨碎与唾液混合，还有利胃肠的消化吸收。

现实生活中，年轻父母往往怕孩子吃的食物太硬，从而使其丧失了锻炼咀嚼功能的机会。为避免上述情况发生，家长要根据婴儿的不同月龄来搭配食物，保证食物的硬度、柔韧性、松脆性适当，为孩子口腔肌肉提供咀嚼训练的机会。

4月龄后的婴儿就可以吃稀粥，再过渡到进食稠粥和半固体食物。6~7月龄乳牙萌出时，就可以试着吃饼干、馒头片等食物，来锻炼咀嚼能力，促进乳牙的生长。

预防婴幼儿佝偻病

人的身高与种族、遗传、地理、气候条件、生活习惯、卫生、营养状况、伤病，体育活动有关。身材的高矮约60%取决于遗传，先天不足是可以后天弥补的。喂养科学合理，也可使孩子的身高增长十几厘米。

佝偻病是影响婴幼儿发育的常见病。如果发现孩子睡觉不踏实，容易惊醒，爱哭，爱出汗，脑后出现枕秃，就有可能是维生素D缺乏性佝偻病，简称"佝偻病"。之所以出现这一症状，是由于缺乏维生素D引起体内的钙、磷代谢紊乱，导致骨骼钙化不良的一种疾病。

要让孩子多参加户外活动，在阳光下肌体可以合成维生素D，促进钙的吸收。同时要保证孩子有充足的睡眠，这是促进骨骼发育，达到理想身高的必需条件。

维生素D又叫阳光维生素，皮肤吸收太阳的紫外线后体内就可以合成维生素D，母亲怀孕期间就要多晒太阳。婴儿更应及早晒太阳，每天户外活动从5分钟开始，逐步增加到10分钟、20分钟，最后坚持1~2个小时。

要坚持纯母乳喂养，母乳不仅含钙高，而且吸收率高达60%~70%，而牛奶中钙的吸收率仅为50%~60%。此时还要注意给孩子补充富含维生素D的食物，如鱼肝油、动物肝脏、鸡蛋等，从而有效预防佝偻病的发生。

第四章

饮食无小事，习惯早养成
——1至3岁幼儿期的营养优化方案

进餐是最平常不过的事情，也最容易被父母忽视，许多不良饮食习惯就是孩子从幼儿期逐渐养成的。众所周知，优秀的素质立足于优良习惯的养成，强壮的身体也依赖于健康的饮食方式。

饮食无小事。孩子患病并非一蹴而就，而是因不良饮食习惯造成的损害日积月累而成。给孩子金山银山，不如教育孩子养成健康的饮食习惯。

养成良好的进食习惯

常听家长抱怨，最发愁的就是孩子吃饭。现在生活条件优越，孩子既饿不着也冻不着，但"不好好吃饭"的问题却越来越突出。如果您家里也有个让人头疼的宝贝，不妨从以下7个方面寻找解决方案。

1. 吃饭时精神要集中，不要听任孩子边吃边玩。要创造安静、愉快、有秩序的进食环境，让孩子坐在固定的位置上。就餐时不说与吃饭无关的话，分散孩子的注意力。饭前不能让孩子兴奋，不要边看电视边进食。孩子吃饭要定时定量，不要勉强让孩子进食。特别是不要在吃饭时责备孩子，以免干扰其正常的消化功能。

2. 进行独立进食的训练，1岁半龄的孩子已能掌握勺子，可试着让孩子独立动手吃饭。家长要鼓励孩子这样做，不要因为孩子吃饭慢，或食物流溢口外，就剥夺其学习独立进食的机会。

3. 偏见是挑食的前提。孩子模仿力强，家长吃饭的时候要做好身教，不要在孩子面前议论某种食物好吃、某种食物不好吃，以免造成孩子对食物产生偏见。

4. 鼓励孩子同大人一起，参与烹饪与餐前的准备活动。孩子大一些时，可让他帮助大人洗菜，饭前端端菜、拿拿碗筷等，以促进孩子对烹饪产生兴趣。现在许多青年人从小没有进过厨房，不会做饭，确实是很大的缺憾。

5. 家长在吃饭前，要主动、积极、耐心地向孩子介绍饭菜的相关知识，激发孩子对食物的兴趣和好感，诱发食欲。要与孩子一起品尝食物的味道，观察食物的颜色，点评和讨论饭菜的健康功能，寓教于乐，普及营养知识。

6. 日常生活中，家长可以与孩子一起把水果、蔬菜装饰成各种形状，如"水果娃娃""蔬菜公公"等不同形象。并且编成小故事讲给孩子听，使孩子逐渐从情感上喜欢蔬菜、水果等天然食物。

7. 孩子应适当参加锻炼和户外活动，以增进食欲，利于消化。饭后和孩子一起散步，既能愉悦身心，增进家庭成员之间的情感，又有利于食物的消化吸收。

现在双职工家庭很多，每天靠外面采买即食食品来解决三餐已很普遍，父母也经常给孩子钱，让孩子们自行购买食品。但是，建议父母尽量安排孩子在家中就餐。一是吃得安全卫生，二是家人一起做饭一起吃饭，本是最温馨的家庭时光，应该倍加珍惜。

适时教孩子用筷子吃饭

《礼记》载："子能食食，教以右手。"就是说孩子到能吃饭的时候，就要教他用筷子进餐。婴儿1岁龄左右，就可以用小勺吃饭；1岁半时，可以让他自己拿勺子吃粥或乳粉糊；3岁龄以后，则要求孩子正确使用筷子。

用筷子吃饭是中华传统饮食文化特色之一。远在商代就有用象牙制作的筷子。春秋战国时期，使用筷子已相当普遍，可见历史之久远。

使用筷子就餐时，需要手部几十块肌肉参与，可有效刺激大脑细胞发育，这也是中华民族聪明智慧的原因之一。中国人用筷子吃饭，两根小棍运用自如，夹起食物送至口中，这让用惯刀叉进餐的"老外"望尘莫及。

两支筷子靠大拇指、食指和中指掌握，辅以无名指协作。夹食物时除了手指活动外，还涉及肩部、臂部、手腕和手掌等约30个大小关节和50条肌肉的参与，这一复杂精细的动作要"手脑并用"才能完成。

使用筷子进餐在人类文明史上是值得骄傲和推崇的发明，著名物理学家、诺贝尔奖获得者李政道博士对筷子曾作过高度评价："如此简单的两根东西，却高妙绝伦地应用了物理学的杠杆原理，它是人类手指的延长，手指能做的事它都能做。……西方大概到了十六七世纪才发明了刀叉，但刀叉又怎能与筷子相比呢？"

使用筷子时，孩子的手与手臂的多处关节和肌肉都要参与，所有的运动都需要神经系统协调，所以用筷子就餐可以让孩子心灵手巧。一日三餐，如果每次就餐使用20分钟筷子，那么一天就有约一个小时的锻炼，这对运动协调能力和智力的发育非常有益。

用筷子进餐还能预防肥胖。英国《筷子瘦身法》一书中写道："用筷子吃饭能减缓进食的速度，使进餐量会随之减少。"作者认为"用筷子进食是东方人保持身材苗条的原因"。

由于在进食过程中，大脑需要20分钟才能获得饱腹感，故狼吞虎咽容易导致进食过量；用筷子进餐时需要集中精力，故有效地降低了进食速度，有助于养成小口吃饭的习惯。

在用筷子夹食物前，要先用视觉进行定位，需要眼外肌群的平衡协调；同时通过视网膜黄斑中心凹来调整共同的视觉方向，再与大脑皮层的中枢成像系统融合。因此能促进视觉功能发育，对预防儿童斜视和弱视都有帮助。

此外，手指的活动和大脑功能之间有着千丝万缕的联系，大脑皮质和手指相关联的神经所占的面积最广。在大脑皮层中，大拇指运动区的面积相当于大腿运动区面积的10倍。手指的活动能刺激大脑皮质的运动区，促使某些富于创造性的区域更加活跃。所以要想培养聪明伶俐、才智过人的儿童，就要尽早锻炼孩子手指的活动能力。正如心理学家所说，"儿童的智慧在手指上！"

饮食习惯好的孩子性格阳光

很多研究都发现，饮食习惯不良的儿童大脑迟钝。为了让孩子聪明，家长要把平衡膳食的四条基本原则——即食物多样化、膳食平衡、进食适量、配餐个体化的原则，落实到日常烹饪与饮食中。

饮食习惯是从小养成的，长辈的言传身教起着重要作用。要告诫孩子控制不健康的饮食欲望，培养良好的饮食习惯。父母可以通过购买食物、制作食品来影响孩子的饮食行为，达到潜移默化的效果。

英国斯旺西大学心理学教授分析了50年来英国儿童的饮食习惯后发现，如果想使性格暴躁的儿童变乖，可以从改变饮食习惯入手。比如，适量食用鸡肉、羊肉、米饭、香蕉和苹果，有助于矫正性格暴躁儿童的某些行为问题。调查发现，孩子过于亢奋与 $\omega-3$ 系列多不饱和脂肪酸的摄入量不足有关，多吃些海鱼会对神经系统有很好的影响。

吃饭本是件很愉悦、很享受的事，可某些家长却把吃饭变成了交易。为了让幼儿多吃，在餐桌上谈条件——只要多吃一碗饭，就可以买喜欢的玩具或出去玩！久而久之，会让幼儿对吃饭产生误解，产生厌烦情绪，甚至用吃饭问题反过来威胁家长。这种方法真的很荒谬！

欲得小儿安，需带三分饥和寒

有的家长一旦发现孩子饭吃少了就会紧张，觉得孩子只有吃得越多，身体才越健康，个头才能长高、长得壮。偶尔一两餐饭吃得不多，进食量减少，就会强制喂其吃东西。在生活中经常会看到这样的情景——老一辈看到孩子哭，往往就拿食物来安慰孩子，使孩子养成情绪波动就要进食的坏习惯。

"欲得小儿安，需带三分饥和寒"，这是指导儿童饮食起居的古训。"三分饥"即指不要吃得过饱。小儿消化系统不成熟，消化能力弱，若吃得过饱，胃肠负担过重，会引起腹胀、腹疼、腹泻等疾患。

金元四大家之一的名医张从正提出"乳食贵在有时，贵在有节"；古代医家告诫的"宁饥勿饱""乳勿过量"，都是宝贵的育儿经验。元代著名儿科医家曾世荣曾告诫世人："四时欲得小儿安，常要一分饥与寒；但愿人皆依此法，自然诸疾不相干。"

日常饮食有节制的孩子，胃肠功能比较好，适应能力也比较强，比从小饮食毫无节制的孩子体魄更健壮。

曾世荣还指出："殊不知忍一分饥，胜服调脾之剂；耐一分寒，不需发表之功。"节制饮食也是"食养"的重要原则，包括"节简""简少""俭约""谨节""忌杂"。特别是在宝宝生病时，更要注意节制饮食，以减轻其胃肠负担。

"饱生众疾"，饱食导致大脑早衰

人的智力与大脑皮层沟回皱褶的多少有关，大脑的皮层沟回越多，智力水平越高。如果孩子过胖，脂肪就会在脑组织内堆积，使大脑皮层沟回贴近，皱褶消失，网络神经系统发育受阻，形成所谓"肥胖脑"，导致智力水平低下。

20世纪30年代，美国营养学家麦卡的动物实验就很有说服力。他首先限制一组小白鼠的能量摄取，但保证必需营养素的摄入量；另一组小鼠则自由进食。结果自由进食的小白鼠175天后骨骼停止生长，两年半内全部死亡。而限食组小鼠1000天后骨骼还在缓慢生长，寿命达到3~4年，该组小白鼠的肿瘤发病率也比自由进食组低很多，这就是著名的"麦卡效应"。

饱食后可诱发大脑中"酸性纤维芽细胞生长因子"的蛋白质大量分泌，促使血管壁细胞增殖，造成血管狭窄、供血能力弱，加重脑缺氧。目前尚无有效药物能阻止这种损伤，只能靠节食来预防。

日本关东大学调查发现，30%~40%的早老性痴呆病人，与从小进食量偏多有关，九洲大学医学院的动物实验也得出了同样的结论。人体过量进食后，脑组织中的"酸性纤维芽细胞生长因子"较进食前会增加上万倍，这是一种促使组织细胞衰退的惰性因子，可促使毛细血管内皮细胞和脂肪细胞增殖，使大脑皮质的血液含氧量减少，脑神经细胞因缺氧而发生退化，致使大脑组织早衰。目前发现，只有限制进食量才能有效阻止"酸性纤维芽细胞生长因子"的生成。

张从正也指出："婴儿之病，伤于饱也。"孩子从小饮食不节制，就容易患肥胖、脂肪肝、糖尿病、高血压、动脉硬化等许多慢性非传染性疾病。与同年龄的正常儿童比，肥胖儿童不但血压增高，而且左心室相对肥大；同时，体重超重与肥胖对儿童健康及心理的负面影响也不容忽视。

少食多餐，切忌狼吞虎咽

人们都习惯于"一日三餐"，但研究发现，在控制摄入总能量不变的情况下，少量多餐不但能降低血压和胆固醇，还能提高工作效率。

雅典大学对2000名儿童调查发现，一天吃5顿饭的孩子与吃饭次数少的孩子相比，前者血液中低密度脂蛋白胆固醇升高的可能性降低了32.6%。美国蒙大拿大学发现，少吃多餐的人工作效率比一般人要高25%。但少吃多餐的前提是摄入的总能量绝对不能超标。

现在上班族家长居多，有些家长以工作忙为理由，总是催促幼儿快点吃饭，吃饭狼吞虎咽。古人云："饮食有节，身必无灾"。"狼吞虎咽"的进食方式会加重胃的负担，容易发生胃炎和胃溃疡。

食物消化有个完整的链条，首先要经过口腔牙齿咀嚼食物，将食物切碎，通过唾液搅拌后，进行初步的消化，再吞咽到胃里；然后胃里的酶、胃酸等再对食物进行处理，以便有利于小肠的吸收。因此，进餐速度慢一些，对胃肠功能差的孩子尤其重要。

另外，进餐速度慢可以增加唾液分泌，唾液入胃后形成保护胃部的蛋白膜，可以预防溃疡发生。长时间咀嚼食物，容易使人产生饱腹感，食欲中枢据此才能发出正确指令，避免进食过量。而且，控制进餐速度也能缓解紧张、焦虑等情绪，让人愉悦。因此，进餐时间最好在20～30分钟为宜。

着重培养吃粗粮的习惯，增加膳食纤维摄入

2～3岁龄时孩子的乳牙基本长齐，但仍要让孩子学习有效的咀嚼。此时可适当增加杂粮、蔬菜等富含膳食纤维的食物，既有利于牙齿与下颌发育，也能增强胃肠消化功能。

粗粮膳食纤维丰富，但口感不好，所以许多孩子不爱吃。但拒绝粗粮，会造成儿童中高血压、糖尿病患者增加，这样的病例已经不鲜见。

那么，"粗"粮和"细"粮到底有什么区别呢？食物在加工过程中会损失多种营养素，必需微量元素的丢失也很明显。实验证明，将小麦精制成富强粉后，仅保留了小麦中20%的镁、13%的铬、12%的锰、50%的钴、37%的钼和26%的锌。

同样的问题也发生在红糖和精制白糖之间。红糖中含铬及多种微量元素，精制白糖不仅微量元素含量极低，食用后还能加速铬的排泄。而微量元

素铬摄入不足可能影响人体糖耐量，与糖尿病发生有关。

美国农业部把粗粮和蔬菜列为"食物指南金字塔"的基座，国际营养学界提出"饮食清淡、热量平衡是长寿的关键"，这些与我国"粗茶淡饭保平安"的谚语有异曲同工之妙。

调查发现，食用高糖分、低膳食纤维食物的女性，糖尿病的发生率是正常人的两倍。孩子长期食用精米白面，会导致出现"胰岛素抵抗"，这是因为精米白面的"生糖指数"过高。

另外，缺乏膳食纤维会导致大肠蠕动速度减慢，粪便在大肠内停留时间过长，造成异常发酵，产生大量有毒物质，出现肠道灼热和胀气，并诱发便秘，而便秘是"万病之源"。

所以，孩子在1~3岁阶段，家长要有意识地培养孩子吃粗粮的习惯，这会让孩子受益终生。

过食冷饮幼儿易伤身

夏天对孩子来说，最有诱惑力的非冷饮莫属。炎热的夏天，冷饮是心爱之物。有人甚至吃四五个冰淇淋毫不费力，喝两三瓶冰镇汽水也属常见。

很多人知道冷饮对人体有害，但冷饮到底如何伤身，可能绝大多数人依然不明所以。

首先，在暑热季节，人体胃酸分泌减少，消化系统免疫功能有所下降，此时的气候条件又非常适合细菌生长繁殖，因此，夏季往往是消化道疾病的高发季节。

另外，过食冷饮会引起儿童胃肠道内温度骤然下降，造成局部血液循环减缓，特别是会影响"腹脑"的正常功能，而"腹脑"是负责情商的。已经发现，过食冷饮是造成"儿童自闭症"高发的重要原因。

古人云"食宜暖"，并指出"热食伤骨，冷食伤肺"，这是非常有道理的。夏天好多小孩子闹咳嗽，为什么呢？吃了一肚子冰淇淋、喝了一肚子冰凉的饮料，胃里温度一下子比外面低了30度。胃的温度一旦下降，也影响临近的器官——肺脏，肺部毛细血管不扩张，自然会发生咳嗽。所以生冷、寒凉的食物进食过多，就会损伤脾胃和肺气，"微则为咳，甚则为泄"。素来体虚胃寒的孩子则更应谨慎。

儿童"果汁饮料综合征"

英国南安普敦大学发现了儿童"果汁饮料综合征"。这类儿童任性，感情冲动，注意力不集中，学习成绩差，研究发现这些症状与食用人工合成色素有关。

这些儿童大的7岁、小的只有2岁，他们每天从可乐等碳酸饮料和果汁饮料中摄取的热量，达到了膳食总热量的1/3。这些孩子食欲不振，好动，情绪不稳定，吃饭时经常吵闹，时常发生腹泻。

调查发现，偏爱碳酸饮料的儿童，有60%因为缺钙而影响正常发育，由于可乐中磷含量过高，过量饮用会导致体内钙/磷比例失调，影响骨骼生长，造成儿童发育迟缓。

另外，人工合成色素会影响儿童智力发育。比如，柠檬黄和落日黄等7种化学添加剂，会使儿童的智商下降5分！

市场上出售的彩色汽水，都是人工合成色素再添加人工合成甜味剂、人工合成香精，加充二氧化碳后制成的。

"柠檬黄"就是许多饲料和零食中含有的黄色食用色素，英国已经禁止在3岁以下儿童的食品和饮料中使用；"落日黄"是泡泡糖和软糖中含有的色素；"胭脂红"是硬糖和小零食中常有的色素；"诱惑红"是在水果软糖和冰棍中经常见到的色素。苯甲酸钠则是在食品与果汁、饮料中广泛应用的防腐剂。

过量的人工合成色素和香精进入儿童体内且被吸收以后，容易沉着在未发育成熟的消化道黏膜上，引起食欲下降和消化不良，并干扰体内多种酶的正常功能，对肌体新陈代谢和体格发育造成不良影响。

第五章

不挑食不偏食，膳食营养要均衡
——3至6岁学龄前期儿童的营养优化方案

孩子的体质是由先天禀赋和后天调养决定的，与生活环境、季节、气候、食物、锻炼等诸多因素有关，其中饮食营养是最重要的。出生时体质好的孩子，会因喂养不当而变弱。而先天不足的小儿，喂养得当也能使其体质增强。因此，要根据体质进行饮食调养，"辨证用膳"必然能让孩子健康。

抓住关键期，养成不挑食不偏食的好习惯

5～6岁龄时，孩子的脑电波会出现飞跃，此时大脑重量达到1200克，已是成人大脑重量的90%，脑细胞的分化也基本完成。

在这个阶段，孩子的小脑及植物神经系统也进入发育的关键期。所谓"关键期"就是指孩子最容易学会和掌握知识技能与行为动作的特定年龄段。此时，及时正确的教育能收到事半功倍的效果。早期教育中就包括培养孩子养成正确的饮食习惯，不挑食、不偏食。

中国传统膳食强调"食不厌杂"，古代先贤告诫我们"杂食者美食也，广食者营养也"。从人类进化史看，生物来源丰富的天然生态食物才能保证膳食平衡。

不同基因型的植物，可使土壤中更多的营养成分进入食物链。**众多**

长寿老人以素食为主，食物品种多而杂，就很有说服力。美国通用食品公司调查发现，一日三餐吃全谷物的人最不容易发胖。

夏威夷大学对1万名男女进食情况调查发现，食物种类越多，摄取的维生素和矿物质就越容易达标。因此，有杂食习惯的孩子能从食物中摄取各种营养，自然比偏食的孩子更健康。

但是，在调查中发现，儿童挑食、厌食、偏食并不鲜见，而造成儿童这些不良习惯的各种因素中，家长的作用首当其冲。

有些家长常对孩子说，喜欢吃什么就吃什么，不喜欢就不吃。随着孩子年龄的增长，对不喜欢的食物就会渐渐产生排斥心理，即便这些食物对健康是有好处的。因此，在这个年龄段，家长多引导、做表率，对孩子养成正确的饮食习惯非常重要！

学龄前儿童膳食如何安排

学龄前儿童与青少年的进餐量、饭菜种类、烹饪方法和营养成分比例都有所区别。保证学龄前儿童对天然食物的需求非常重要，要做到蛋白质供应充足，维生素和矿物质（如钙）丰富，热量供应适宜。

日常饮食要保证食物来源多样化，要保证谷物、米、面等主食，以及水果、蔬菜、菌类、藻类、鱼类、肉类、禽类等副食的供给。3～6岁龄的儿童主食可以选择面条、饺子、米饭等，除了米面等主食外，还要有足够的新鲜水果和蔬菜，以保证维生素与生物活性物质的供应。

每日安排进食5次，除了早、中、晚三顿脂肪量较低的正餐外，上午10点和下午3点还需提供一顿水果。

夏天的应季蔬菜一般食性偏凉，冬季的应季蔬菜则食性偏热，水果也是如此。虽然暖棚里生长的蔬菜，其季节性已不明显，但食物的"四性五味"等自然属性仍基本保留。

因季节不同，孩子饮食也要有所变化。夏天应选择食性平凉的食物，冬季则相反。但配餐的季节时令原则是一个总体的概念，所以，虽然是冬天，但一周食谱均搭配热性食物，对孩子健康也不利。较好的做法是适当调整早、中、晚餐或一周的食谱，使食物搭配的食性趋于平衡，这也是食物多样性原则的应有之义。

食物多样性，三餐均如此

日常食物中，第一类是谷物、薯类等粮食；第二类是肉、禽、蛋、鱼类；第三类是豆类、乳类及其制品；第四类是蔬菜和水果；第五类是油脂。这些食物中都含有形形色色的营养素。

不同食物的营养成分也不同：米、面等以碳水化合物为主；牛奶、鸡蛋、瘦肉、豆制品以蛋白质为主；水果、蔬菜富含矿物质、维生素和膳食纤维。此外，食物中还含有大量生物活性物质，如抗氧化剂等。

人体对营养素需求量差异极大：蛋白质、脂肪每日需几十克，而微量元素硒、维生素 B_{12} 每日仅需几十微克。除此以外，由于微量元素和某些维生素等只能从外界摄取，体内不能自身合成或产生，因此，杂食的重要性不言自明。

若想膳食平衡、营养全面，就不能挑食与偏食。如果膳食偏简求精，对生长发育中的儿童尤其不利，偏食易造成维生素和矿物质钙及微量元素铁、锌、碘缺乏。重庆市提出的"一把蔬菜一把豆，一个鸡蛋加点肉，五谷杂粮要吃够"，就是很有实用价值的口号。

不同基因型的植物，能促使土壤中更多的营养物质进入自然食物链循环。著名营养学家李瑞芬教授曾谈到，为保持身体健康，每天要吃30种不同的食物。中国有食用蔬菜140多种，食用豆类20多种，能食用的动植物200多种。有如此多种类的食物可供选择，生长在这片土地上的中国人可谓幸甚！

另外，杂食的饮食习惯也充分体现了食物营养成分互补的原理，这是膳食平衡的保证。因此，三餐均应摄取广泛，而不能早晨只吃粥和馒头、中午猛吃大鱼大肉、晚上只吃蔬菜水果，这是完全错误的理解和做法。要做到一日三餐的食物都要多样化，才是正确的。

吃早餐可提高孩子智商

宾夕法尼亚大学的研究发现，吃早餐孩子的智商比不吃早餐的孩子要高4.6分。在文字测验中，不吃早餐孩子的分数平均要低5.6分；有关操作测验的得分则要低2.5分。统计发现，即使调整了家庭收入状况、学校教育情况等影响智商的因素后，上述研究结论依然成立。所以，长期不吃早餐会使孩子的反应迟钝，还容易诱发胃炎与便秘。

每日早餐与前一天晚饭的相隔时间往往在12个小时左右，如果不吃早饭，不能及时补充能量，大脑就会处于饥饿状态，整个上午都会精神不振。如果注意力不集中，学习效率自然就会下降。

香港中文大学医学院调查发现，香港约14%的中学生不吃早餐，约8%的小学生每周只吃2次早餐。更糟糕的是许多孩子都用炸薯片、方便面和汽水当早餐。调查发现，每10名不吃早餐的学生中就有1名肥胖学生，比吃早餐的学生肥胖病发病率高很多。

童年是养成良好饮食习惯和生活方式的关键阶段，5～6岁龄的孩子正处于认知功能的快速发育期，每天保证从平衡的早餐中获取充足的营养，不仅能够使孩子养成良好的生活习惯，还有助于提高其智商。

孩子换牙期要吃耐嚼的食物

孩子在换牙的过程中，经常会出现恒牙已萌出、乳牙仍未脱落的现象；有的孩子牙齿不整齐，甚至需要到医院进行专业矫正。这与孩子进食过于精细，缺乏咀嚼刺激有关。

让孩子从幼儿期就要多吃耐咀嚼的食物，保持对乳牙的刺激，促使其按时脱落。等孩子渐渐长大，门牙和后磨牙萌出，就可适当增加些杂粮、蔬菜、水果、坚果类食物，使换牙顺利完成。如果恒牙萌出，乳牙滞留，发生双排牙现象时，就易引起食物滞留，诱发龋齿。因此，必须养成认真刷牙的好习惯。

总之，吃富含膳食纤维的食物，促进颌骨及颌面部的发育，才能长成一口强健整齐的牙齿。

龋齿是牙齿在细菌作用下造成矿物质脱失，有机质溶解，牙组织面被破坏而出现的黄斑与黑洞。患龋齿的孩子常因牙痛而影响进食。龋齿严重时还会出现牙髓炎、牙根周围脓肿。龋齿作为慢性感染灶，还能诱发风湿性关节炎、感染性心内膜炎、肾炎等疾病。

预防龋齿就要至少每天早、晚各刷一次牙，中午饭后要立即漱口。晚上睡觉前刷牙尤为重要，可以清除一天内积存的食物残渣。

另外，平时要严格限制孩子吃甜食，特别是睡觉前不能养成吃甜食、喝甜饮料的习惯。

中医预防龋齿有个简便有效的方法，即晚上睡觉前让孩子用茶叶水漱口，多漱几次，可以有效预防龋齿的发生。

4岁龄是判定儿童是否矮小的关键期

家长特别关注孩子的身高，尤其在孩子出生后前两年，总是不断地测量其身高。事实上，4岁才是判断孩子是否矮小的关键期。

儿童身高受内分泌系统的调节和控制，4岁龄的孩子内分泌系统已基本发育形成，饮食、睡眠习惯也逐渐养成。如果此时孩子身高明显低于同龄孩子平均身高，且在5厘米以上，即可认为身材偏矮。另外，还要查阅孩子的生长记录，如果3岁前孩子的身高生长速度每年少于7厘米，3岁后身高增长每年少于4~5厘米，就可能属于生长迟缓。

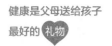
由于九成以上矮小症患者都存在自卑、抑郁等心理障碍，所以家长尽早发现、及时治疗，非常重要。

促进孩子长高的生长激素

生长激素是由脑垂体分泌的，年幼时缺乏生长激素会造成侏儒症。要想生长激素分泌正常，就必须保证大脑功能正常。

众所周知，大脑中50%～60%是脂肪，其中40%～50%的脂肪必须靠食物供给。所以，给孩子适量吃一些海鱼是必要的，因为其中富含大脑需要的DHA（二十二碳六烯酸，又名脑黄金）。食用高质量的脂肪对大脑有益，对孩子身高发育也有好处。

可以适量选用富含"必需脂肪酸"的胡麻油、山茶油、紫苏油、生态豆油、鱼肝油、蛋黄及动物的内脏，如心、肺、肾、肚等。虽然生长激素对生长发育作用很大，其缺乏会引起身材矮小，但是，绝对不能轻易使用生长激素，以免产生严重的副作用。需要注意的是，维生素D不可滥用，因为其是具有激素作用的维生素。一旦过量，就会促使骨骼成熟加速，骨骼过早闭合，就会导致孩子身高停止增长。

平衡的膳食有助骨骼发育

蛋白质有促进骨骼发育的作用，一旦缺乏，骨骼生长便会迟缓。蛋白质在体内储存不多，所以每天都需要补充。因此，日常饮食应选择富含优质蛋白质的食物。

钙是骨骼矿物质中最主要的成分，钙摄入不足必然影响骨骼的矿化。为保障孩子骨骼正常发育，首先要保证钙的摄入量。我国推荐钙摄入量为儿童600毫克/日，青少年1000～1200毫克/日。

骨骼需要的营养成分不仅包括钙与维生素D，还有存在于植物性食物中的多种矿物质与维生素。骨矿物质的主要成分是钙、磷、钠、镁等，食物中的钙、磷比例为2∶1时，最有利于骨骼发育。芝麻、芝麻酱、虾皮、豆类、乳类、肉类、五谷等食物都可选择搭配食用。

豆制品含有一定量的钙，大豆中富含的大豆异黄酮是植物雌激素，可维持骨的柔韧性，减少骨折发生。大豆异黄酮与钙两者共同作用，对阻止骨钙丢失更有效。

谷物、深绿色蔬菜中富含维生素与矿物质，可增加骨密度，降低罹患骨折的风险。多吃玉米和洋葱也可保护骨骼，洋葱是能够预防骨质疏松的蔬菜。但如果吃肉过多，即肉类蛋白质摄入过量时，钙的排泄量就会增加。

如果想让孩子骨骼正常发育，就必须远离以下三类食品：

第一类是碳酸饮料。可乐型饮料中磷含量高，过多饮用会导致体内钙、磷比例失调，干扰钙的正常代谢，造成骨骼发育迟缓。

第二类是油炸和膨化食品。这些食物在加工过程中因经过高温处理，营养素损失很大。长期食用会导致营养失衡，影响儿童正常发育。

第三类是含糖高的食品。由于糖吃多了会降低食欲，造成正餐进食量不足，获取营养不足，自然个子就无法长高。白糖吃得过多，人体内环境自稳定平衡调节机制就要调动和消耗储存的钙，也会影响骨骼生长。

充足的睡眠与运动

充足的睡眠与运动，对骨骼发育非常关键。12岁龄以下的儿童，必须保证每天有8~10个小时的睡眠，使生长激素分泌充足。

另外，要让孩子多在户外阳光下活动，以增加体内"阳光维生素（维生素D）"的合成，增加钙的吸收，从而促进骨骼和肌肉的生长。

一直以个子矮闻名的日本人，第二次世界大战后随着经济发展和饮食结构的改善，平均身高有了引人注目的增长。儿童生长发育期一定要注意平衡膳食，增加户外活动，保持足够的钙吸收和充分沐浴阳光，最大程度地提高骨骼发育期的峰值骨量。坚持锻炼，摄取足够的钙和对骨骼健康至关重要的营养物质，接受健康的生活方式，就可以保证孩子身高发育正常。

健康饮食可预防儿童患"多动症"

"儿童多动症"是指儿童注意力不集中，存在多动行为障碍。患儿以注意力难以集中、日常生活中肌体活动过度、容易冲动为特征。在儿童中多动症的发病率为3%～5%，男孩与女孩的患病比例为6∶1。

健康的饮食就可以保护孩子的神经系统，预防"多动症"发生。蛋白质是构成神经细胞的重要成分，食用富含优质蛋白质的蛋类、鱼类、瘦肉有利于缓解儿童多动症。B族维生素有利于脑细胞对糖类的利用，卵磷脂是脑组织重要的组成物质，富含B族维生素与卵磷脂的食物，如鸡蛋、牛奶、豆制品、瘦肉、谷物、发酵食品、动物内脏等可以优先选用。另外，西瓜子、松子仁、巴旦木等食物富含油酸和亚油酸，可提供大脑发育所需的脂肪酸。

缺乏微量元素铁和锌会使儿童神经介质反应性受到影响，妨碍其对行为的控制。所以，"多动症"儿童应适当多吃富含铁的食物，如动物肝脏、芝麻酱、蛋类，鱼类、豆类也应适量选择。

1973年，美国医学会就指出，摄入食品化学添加剂与儿童"多动症"有关。著名医学杂志《柳叶刀》曾载文指出：从食物中除去人工色素和调味剂后，约79%的患儿症状可以得到改善。患"多动症"的孩子除了要拒绝含人工色素、口味浓重调味剂的加工食品外，还要尽量少吃甜食与高脂肪食物，因为高能量的饮食会引起孩子神经递质分泌不足，诱发"多动症"的发生。

爆米花、松花蛋等食物容易含重金属铅，油条、粉条、凉粉中富含铝，这些元素对神经系统也会造成伤害，所以也应注意。

好好吃饭可预防儿童"自闭症"

近年有研究发现，过量吃冷饮的孩子易患"自闭症"。耶鲁大学的研究发现：胃肠道温度升高，能够向脑部传达积极的信息，如刚喝完热咖啡的人会对人友善，愿意把物品赠予他人；而喝了冰咖啡的人，则会对陌生人表示敌意，并且把礼物收入囊中。

人体腹部的神经网络非常复杂，约有1000亿个神经细胞，数量多于骨髓细胞，与大脑细胞数量相等，被称为"腹脑"。其实，人的心理、情绪与消化系统紧密相关。实验证明，老鼠神经高度紧张时，内脏功能就会出现紊乱。

那么，为了维护人体健康，腹脑和大脑是如何协同作战的呢？

人体内肠壁上附着有神经细胞和神经束组成的网络状物质，这是消化系统的总开关，它能精确平衡抵制型与激动型神经递质。当毒素进入人体后，"腹脑"最先察觉，并立即向大脑发出警报，大脑指挥肌体迅速采取呕吐、痉挛或排泄等反应。

人体神经递质的95%来自腹脑，已发现的50余种调节胃肠功能的激素，有的在神经作用下释入血液，有的则以胃肠肽的形式出现，这些肽类都能够起到传递信息的作用，可发挥调节效应器官或细胞功能的作用。

吃得好不好，决定着"腹脑"高兴或不高兴，这对孩子的心理及情志的影响非常大。可见，吃，不仅关乎吃饱的问题，还关乎生命质量。

拒绝饮料的N种理由！

随着饮料工业产品的不断翻新，年轻的父母变着花样给孩子买各种各样的饮品。然而这种"汁"、那种"液"真像宣传中那么"神奇"吗？

调查发现，70%的学龄前儿童和50%在幼儿园就读的孩子一直以饮料代替饮水，大约有90%的父母对孩子喝饮料的坏习惯并不在意。

碳酸饮料中普遍含大量白糖。白糖由于被高度提纯，所以没有任何营养，只有热量，被称为"纯热能食物"。日常饮食中，人们是通过消化吸收食物中的营养获得热量，而喝饮料是直接从白糖中摄取热量。这种热量叫"虚卡路里"。

一罐可乐（335毫升）所含的热量为144千卡，相当于吃一两个馒头或散步40分钟所消耗的热量。孩子摄入这些毫无营养的热量后，就会发生坐不住、静不下来的多动症状！

美国科学家指出，一罐可乐含咖啡因50～80毫克。咖啡因是中枢神经兴奋剂，具有成瘾性。成人虽然对咖啡因的排泄作用比较强，但口服剂量超过1克，就会导致中枢神经兴奋、躁动不安、呼吸加快、心动过速、失眠和耳鸣。由于咖啡因对胃黏膜有刺激作用，还会出现恶心呕吐，并伴有眩晕、心悸、心前区疼痛等症状。婴幼儿由于脏腑稚嫩，对咖啡因尤为敏感，因此非常容易成瘾。在德国做访问学者期间，我多次遇见国外的家长禁止儿童喝可乐，原因即在于此。

此外，备受孩子们喜欢的饮料易拉罐是以铝合金制成的。为避免铝合金与饮料接触，内层大都涂敷有机涂料。如果出现涂层的破损，就会导致饮料与铝合金直接接触，使铝离子溶解于饮料中。

调查发现，易拉罐装的饮料中，铝含量比瓶装饮料要高出3～6倍。铝元素摄入过多，易导致儿童智力下降、行为异常，且不利于儿童骨骼及牙齿发育。

所以，无论饮料的口味再多变、颜色再多样、包装再漂亮，也一定要坚决拒绝。

白开水才是王道！

水是人体必需的营养素，人体组织平均含水量约65%。由于水溶解各种物质的能力非常强，机体内各种生物化学反应无一不在水环境中进行，食物中的各种营养成分也必须溶于水才能被吸收，体内的各种代谢废物也必须随水才能排出体外。此外，水还能够参与体温的调节。因此，水是生命之源。

一般情况下，每人每天需水量约2500毫升左右，主要来自饮水和食物。同时水也是矿物质和微量元素的主要来源！

生活中还有很多水，比如蒸馏水、纯净水、太空水等。这些水在除去水中污染物时，也将大部分的矿物质和微量元素除去了。所以，长期饮用，必然导致体内某些矿物质或微量元素失衡，这对处在生长发育期儿童的健康非常不利。某报纸曾经报道，许多长期饮用纯净水和太空水的孩子，由于缺乏微量元素和矿物质，导致眼皮都抬不起来。

还有一种水叫矿泉水。它与自来水的主要区别在于，矿泉水中富含矿物质或微量元素，所以只对特定人群有保健作用。饮用矿泉水也要有针对性。例如，有缺锌症的儿童如果饮用高锌矿泉水就会有益处，反之，饮食中的微量元素供给很充足，就没有必要饮用这种矿泉水。

综上所述，家长时常为孩子准备一杯自来水烧制的温开水，才是明智之举！

专家发现温开水能提高脏器中乳酸脱氧酶的活性，迅速降低累积在肌肉中的"疲劳素"——乳酸，饮用白开水能消除疲劳，焕发精神。

饮用白开水还能帮助孩子排毒！将自来水烧开后，冷却到25～35℃，此时水的生物活性增加，最适合人的生理需要。

由于宝宝生理代谢迅速，对水的需求量要比成人多。同时，由于幼年期肾脏功能还未发育健全，因此，对孩子健康最有益的饮品就是白开水！

第六章

"病从口入"，饮食安全要当心
——6至10岁学龄期儿童的营养优化方案

孩子上学后，随着其社交范围扩大，独立意识会比之前更强烈。小伙伴们在一起，彼此沟通交流，同辈之间的看法和认知渐渐变得比家长的意见更重要。在饮食方面，孩子的从众心理也变得越来越强——小伙伴吃什么，自己也要尝一尝——这样的情况非常普遍。

近年来，媒体陆续曝光了几个食品安全问题，也逐渐让大众对食品安全重视起来。而且随着网络传播技术的发展，还出现了一批"网红食品"。国家虽三令五申，并且要求各级教育部门、学校、老师、家长分别签署拒绝"路边摊"和"垃圾食品"的通知书与责任状，但依然无法做到完全杜绝。其中原因虽复杂，但提高食品安全意识却是最重要、最有效的基础性工作。

食品安全无小事，"病从口入"重预防。在孩子还无法辨别食品优劣的情况下，家长要随时向孩子传授食品安全的理念，帮助孩子树立食品安全意识。让孩子学习和了解相关的食品卫生知识，增强孩子的识别能力，尽早建立安全屏障，避免在饮食方面跟风盲从，做到自觉抵制低劣食品的诱惑。

不做"温水中的青蛙"

美国前副总统戈尔在《在平衡中的地球——生态学和人类精神》一书

中，列举了名为"温水中的青蛙"的著名生物学实验。当一只青蛙掉进开水中，它会立即跳出来；但如果把这只青蛙放在一锅冷水中，随着冷水被逐渐加热，青蛙会一直呆在水中，直到被煮熟。冷水中的青蛙在缓慢的加热过程中，难以察觉环境温度的缓慢变化，直到快没命了，还陶醉在温暖的感觉之中。

进入现代工业文明以来的100多年，人类如同"温水中的青蛙"。在20世纪，人类沉溺于精加工食物和所谓的"现代生活方式"——

边看电视边进食的"沙发土豆文化"造成孩子摄取过多的零食；家用轿车的普及，以车代步造成孩子严重缺乏运动；违背"日出而作、日落而息"的生活方式，造成生物钟紊乱，损害大脑和神经系统；为了方便快捷，喜欢购买加工食品，逐渐远离天然食物，造成膳食营养失衡。

可怕的是，人们对此却习以为常，对食品安全问题更是没有丝毫的认识与觉醒，就像那只"温水中的青蛙"。

众所周知，现代"文明病"就是所谓的"五病综合征"，即肥胖、高血压、高血脂、糖尿病与心脑血管病频发。"糖尿病"在中国叫"富贵病"，在日本被称为"生活方式病"，在美国叫"富裕综合征"，意指吃得过饱、营养过剩，加之运动量不足，这也正是糖尿病发病率不断增加的原因。近几十年，中国糖尿病病例增加了4倍。有1亿成年人患糖尿病。乡村居民发病率约4%，城市居民约8%，是乡村居民的两倍。

在中国"慢性非传染性疾病"呈现3个"80%"的现象，在居民罹患的疾病中，"慢性非传染性疾病"占80%；85%以上的居民死亡与"慢性非传染性疾病"有关；国民疾病的负担80%由慢性非传染性疾病所致。"慢病"已成为危害人民健康最为严重的疾病。而这一切，都与膳食失衡和生活方式不健康极其相关。

法国国家卫生研究院发现，经常吃炸薯条、甜食、加工肉制品、精制谷物和高脂肪乳制品等"西式饮食"的孩子，成年后容易受"文明病"困扰。

从小爱吃高热量、高脂肪的"西式饮食"，容易患有肥胖病、高血压、高脂血症等，成年后也总是与"慢病"为伴。而从小遵守"健康饮食评量指标"的人，一般都会非常健康。

孩子是祖国的未来，家庭的希望，家长有责任和义务帮助孩子从小养成良好的生活习惯和正确的膳食观念。

尽早帮助孩子建立食品安全意识

建立食品安全意识最简单有效的方法，就是在日常生活中，养成和孩子一起阅读食品标签的习惯。尤其在购买加工食品时，要学会了解其中的成分。家长要清楚，孩子吃的食品必须低糖、少盐、少油，特别是"反式脂肪酸"含量要低于国家限量标准。这些在食品成分表中均有标注。

另外，要慢慢引导孩子认识食品添加剂。尤其在购买加工食品的时候，要让孩子懂得选择食品添加剂相对少的那一个，越少越好。

家长还可以引导孩子建立"简单的怀疑"精神。比如，为什么面包这么软？为什么酱油颜色这么黑？为什么带皮的猪肉没有肥膘？为什么发制的水产品这么漂亮？等等。

生活中经常遇到关于食品问题的各种情境，如超市购物、逛菜市场、厨房做饭等，家长只有有意识地在日常环境中培养孩子的食品安全观，帮助孩子从小树立健康的膳食观和生活习惯，才是真正为孩子的未来做最长久的打算。

多吃"神造"的，少吃"人造"的

安全食品是指食品中不含可能损害或威胁健康的物质。在有效控制食品有害物质或有毒物质含量的前提下，食品是否安全还要取决于食品制作以及饮食方式的合理性。

因此，家长应尽量给孩子选择安全性更高的天然食品。而且，家长要向孩子强调多吃"神造"的天然食物,少吃"人造"的加工食品。

6～10岁龄的儿童,进食量约为成年人的一半。一位体重63公斤、从事轻体力劳动的成年男子,每天需要热能2600千卡;而体重22公斤的7岁男孩,每天需要的热量约1800千卡。

小学生的生长发育速度快,对钙、铁和维生素的需要量大,因此,在控制孩子总热量的同时,还必须为其提供充足的营养素。这就对膳食平衡、食物的天然性标准提出了更高的要求。

富含钙的食物,如芝麻酱、蚕豆、豆粥、酸奶等,可以适当摄取。同时,还要让孩子多做户外运动,多晒太阳,以促进钙的吸收。

补铁最好采用食补,坚持每天吃几粒红枣,膳食中可搭配牛肉、猪肝、畜禽血等。

维生素的来源主要是蔬菜、水果,因此要培养孩子爱食蔬菜与水果的好习惯。

所谓"健康饮食评量指标",就是日常膳食有丰富的蔬菜、水果、坚果、大豆这些天然食物,以白肉取代红肉,用多不饱和脂肪酸取代反式脂肪酸,摄取均衡的膳食纤维、维生素、微量元素,适量饮酒或不饮酒。

严格遵守"健康饮食评量指标"的人,患代谢性疾病的机会非常低。所以,提倡健康膳食,可以提高孩子一生的健康水平。

吃得好才能考得好!

经常有家长提问:"孩子要考试了,吃什么好?"我的回答就是,如果早饭给孩子煎两个鸡蛋,再加上炸糕、油饼,他准不会考出好成绩。因为直到考试结束,这些油炸食物还没完全消化吸收呢!

要想考出好成绩,就要保证大脑能够正常工作。数据显示,脑组织大约要消耗人体30%的葡萄糖,而血糖水平稳定才能让脑子转得快!

所以,应试当天的早餐,要注意提供足够的碳水化合物。给孩子吃碗绿豆粥，喝碗豆浆，再吃个豆包，吃一小碗蒸枣，因为大枣可以稳定地维持血糖水平。特别提示不要喝牛奶，因为饮用牛奶后会产生血清素，容易犯困！再让孩子带一小块巧克力，进考场之前吃掉，以保证血糖水平稳定。这样，考试自然可以发挥好。

聪明也是吃出来的

大脑是结构最复杂、代谢最旺盛的器官，是人体的"总指挥部"，其需要充足的能量供应。大脑重量虽仅占人体总重的2%，但其消耗的能量却占人体总耗能20%以上。为了满足小学生的每日学习任务所消耗的能量，保证孩子提高学习效率，建议选择以下食品：

新鲜鸡蛋

富含优质蛋白质与必需氨基酸，蛋黄富含卵磷脂、钙、磷、铁，以及维生素A、D与B族维生素等，对脑力活动颇有补益。

生态大豆及其制品

是优质植物蛋白来源，富含有助增强脑血管功能的必需氨基酸，生态大豆脂肪中约85.5%是必需脂肪酸，即α-亚麻酸和亚油酸。

动物大脑与脊髓

动物大脑富含脑磷脂和卵磷脂，尤以海鱼的脑髓最佳。鱼油含二十碳五烯酸（EPA）和二十二碳六烯酸（DHA），是大脑细胞与脑神经传导发育所需的极其重要的营养成分。

核桃和芝麻

中医认为这两种食物"补五脏，益气力，强筋骨，健脑髓"，可提供亚油酸、α—亚麻酸等必需脂肪酸。对消除大脑疲劳，治疗和预防神经衰弱、失眠症的效果很好。

桂圆、红枣、菠萝、柠檬、香蕉等水果

脑力劳动后神经系统处于兴奋状态，容易失眠。此时用桂圆（龙眼）肉煮汤喝，可安神和安眠；红枣可以使肌体维持高血糖水平，有养胃健脾与补血安神之功；菠萝富含维生素C和微量元素，对提高记忆力有帮助；柠檬可提高孩子对知识的接受能力，上课前喝杯柠檬汁可使其清醒；香蕉可使孩子注意力集中，并提高其创造力。

孩子不长个儿，中医有办法

现在的孩子营养状况相对好，个子也普遍高，但是，也存在有些适龄孩子个子偏矮的情况，这也特别容易引起家长的焦虑。

现代医学对幼儿生长发育障碍基本上是束手无策，使用生长激素又有强烈的副作用。而中医认为"肾主骨"，如果幼儿肾阴不足，就会影响生长发育，个头就长不高。据有关"六味地黄丸"的经典疗效记载，其取得显著的效果。国内对实验大鼠的研究也证明，服用"六味地黄丸"能促进其脏器和骨骼的生长。

"六味地黄丸"是我国宋代著名儿科医生钱乙创立的名方，收载于其所著《小儿药证直诀》一书中，"六味地黄丸"是滋补肾阴的中医经典名方。由于"肾为先天之本，主骨生髓，脑为髓之海"，故钱乙认为肾的功能与生长发育关系密切，临床就用"六味地黄丸"治疗小儿因先天肾阴不足所致的"五迟、五软"症，即小儿的生长发育障碍。

可以选用北京同仁堂的大蜜丸（9克），让正在换牙期的孩子每天早晨起床时空腹吃1/3~1/2丸，用温开水送下。一般坚持1年至1年半，就会收到明显的效果。

我们临床治疗了许多孩子，不仅有效，而且安全，没有副作用。另外，最好配合服用鸡蛋壳粉，就是将鸡蛋壳洗净，晾干后粉碎，然后在烤箱中150℃烤1个小时。每天早上服用1.5克。唯一需要注意的是，如果发现外界环境中出现流行感冒时，必须立即停服"六味地黄丸"。

拒绝造就"笨孩子"的食物

一次晚间散步，路过一所小学门口，看到在炸鸡腿、烤鸡翅的小摊位前，围着许多家长正等待孩子下课。孩子上了一天课，一定又累又饿，需要吃点好的补一补。家长心意是好的，但是，买炸鸡腿、炸鸡翅给孩子吃，却是错误的选择！

这个时候，不妨给孩子吃两个西红柿，因为西红柿有很强的抗氧化功能。或者吃根黄瓜，也能给孩子祛内热，清醒头脑。健康的膳食可以醒脑益智，但如果吃得不对，就会影响大脑正常发育，对智力产生负面影响。因此，家长必须清楚，要远离那些能让孩子"变笨"的食物。

过咸的食物

食物含盐过多不但会诱发高血压，而且损伤动脉血管，影响脑组织的血液供应，造成脑细胞缺血、缺氧，导致记忆力下降。儿童对食盐的需要量每天在5克左右，应少给孩子吃咸菜、榨菜、豆瓣酱、咸肉等食物。

含味精多的加工食物

妊娠后期孕妇常吃味精，会诱发胎儿缺锌；1周龄的婴儿食用味精过多，会引起脑细胞坏死。世界卫生组织（WHO）提出，成人每天摄入味精不得超过4克，孕妇和1周龄以内的孩子应禁食味精。小学生也要少吃富含味精的加工食品。

油炸食物

油炸食物富含过氧化脂质，危害大脑发育，导致大脑早衰。炸薯片、炸薯条、炸鸡、腊肉、熏鱼等都在油温 170~200℃以上煎炸或烘烤制作而成，因而含较多的过氧化脂质，要少给孩子吃。

含重金属铅的食物

家长要知道一个事实，就是处在生长发育期的儿童，对铅的吸收量是成人的 5 倍，但排泄功能却很弱。所以，铅特别容易在儿童体内蓄积！

铅的毒性表现在神经系统损伤，比如注意力低下、记忆力差、多动、易冲动、爱发脾气等。由于爆米花、松花蛋等可能含铅，所以尽量不要给孩子吃。

富含铝的食物

铝箔包装的食物现在非常普遍，吃含铝高的食物会伤害脑组织，造成记忆力下降。家长要告诉孩子，铝包装的食物打开后，要先用清水冲一下食物表面，然后再吃。

零食迷人眼，孩子难分辨

超市里琳琅满目、口味各异的零食是很多孩子的最爱，但许多零食却是只追求"口感"、毫无营养的"垃圾食品"，吃多了不仅使孩子产生饱腹感影响正餐，还会使其养成不良的饮食习惯，影响其正常发育。

小学阶段的孩子吃零食现象比较普遍，家长在日常生活中要控制并提醒孩子少吃零食，懂得拒绝"垃圾食品"，是非常必要的。

甜食过量，"徒取其适口而阴受其害"

人生性爱吃甜，吃糖成瘾是有原因的。首先，糖会干扰大脑食欲中枢，使之无法发出停止进食的命令，肚子饱了却还想继续吃；第二，糖会干扰内分泌系统，造成向大脑不断发出要吃糖的信号，就像犯了烟瘾一样。

仔细分析过去食品工业高速发展的100年的数据就会发现，精制白糖与精制加工食品的消费量增长，与人类退行性疾病的发病率的增长，几乎完全同步！

高糖饮食有很多危害。经动物实验发现，吃糖能对短期记忆造成损伤，而且损伤的记忆还无法恢复。习惯高糖饮食的孩子智力测验成绩差，情绪不稳定，学习成绩不好。高糖饮食还能诱发近视，其与长时间近距离用眼、缺乏户外运动、缺乏母乳喂养等若干因素并列。

过量吃糖还会损害免疫功能，造成孩子容易感冒，易患结肠炎、哮喘、关节痛和肌肉疼痛，并能够促进体内念珠菌、霉菌等致病菌的繁殖。

糖吃多了，体内多余的葡萄糖借助胰岛素的作用，会在细胞内转化为脂肪酸，进而合成脂肪，导致孩子肥胖。吃糖多的孩子，面部还容易长粉刺和青春痘。

膨化食品只为痛快嘴

雪饼、虾条、虾片、鸡条、玉米棒、锅巴等都是孩子喜欢的膨化食品，虽然质脆味"美"，但却是高油脂、高热量、高盐、低膳食纤维的食品，毫无营养可言。

鱼干与肉干要少吃

将畜肉或鱼肉经过调味和干燥后制成的肉干和鱼干，蛋白质含量高达45%。在旅游途中，临时用面包和方便面充饥时，搭配点肉干和鱼干是可以的，但若给孩子做日常零食就大错特错了。

由于蛋白质摄入过多就会产生氨、尿素等代谢废物，要排除这些含氮化合物，就会增加肝、肾的负担。消化吸收不完的蛋白质还会停留在大肠内，促进肠道腐败菌的增殖，形成粪臭素和致癌物质。

另外，鱼干和肉干都是由大量盐腌制而成的，额外的食盐摄入体内也会增加肾脏负担，影响肾功能。而且，鱼干和肉干吃多了还会造成口渴，加剧肌体组织脱水，孩子容易"上火"。

泡泡糖和口香糖危害大

泡泡糖和口香糖的主要成分是橡胶和增塑剂，天然橡胶一般无毒，但制作泡泡糖用的胶中加入了硫化促进剂、防老剂、防腐剂、人工甜味剂等。泡泡糖中要加入7%的增塑剂，一块泡泡糖就含350毫克增塑剂。经常吃泡泡糖，有毒物质就会给孩子的健康带来潜在的危害。

还有很多孩子吃泡泡糖时喜欢用手拉薄，吹起泡后再吃，这样难免会造成细菌污染，诱发肠道传染病。而且，到处乱扔吃过的泡泡糖，还会污染环境。

海苔不是必备品

我国推行全民补碘后，市售食盐几乎都变成了强化碘盐。在消费者没有其他选择的情况下，如果还经常食用海带、海虾、海鱼、海苔等富含碘的食物，就会增加碘的摄入量。

全球流行病学调查发现，全民普遍补碘的地区，过量摄入碘导致的甲状腺功能亢进等疾病的发病率也在上升。所以，补碘也不能盲目，家长尤其要对家中的膳食情况做到心中有数。

如果放任孩子把海苔当作零食大量食用，就容易造成微量元素碘摄入过量。

吃巧克力不要过量

巧克力是用可可制造的高能量食品，含糖量比较高。黑巧克力少量食用是有利健康的，但吃得过多不仅诱发肥胖，而且会使孩子中枢神经处于兴奋状态，出现焦虑不安、肌肉抽搐、心跳加快等不良反应，而且巧克力吃多了会直接影响食欲。因此，儿童食用巧克力一定要适量，而且最好食用黑巧克力。

爆米花伤肺伤脑

据《生命时报》的报道，"双乙酰"是爆米花加工过程中加入的一种化学添加剂，其还被广泛用于糖果、焙烤食品和零食的加工中。

"双乙酰"作为香精，能给食品提供很浓的黄油香味。研究发现，生产爆米花的工人，经常接触和食用含"双乙酰"等化学香料的人造黄油，就会增加患肺部疾患的风险。所以，孩子尽量不要吃添加"双乙酰"香料的爆米花。

话梅和话李要警惕

话梅、话李在加工过程中，鲜果中的维生素C等生物活性物质已被破坏殆尽。同时，为了追求话梅与话李的特殊口味，还要添加多种食品化学添加剂，包括化学合成香精、防腐剂、食盐、白糖、化学甜味剂等，造成话梅与话李不仅含盐量高，而且充斥各种各样的化学添加剂，儿童一定要少吃。

炸薯片不如想象中美好

炸薯片是再熟悉不过的零食，"喀吱喀吱"清脆的口感让孩子难以割舍。包括成年人在内，躺在沙发上，边看电视边嚼炸薯片，已经成为一种流行的生活方式，世界卫生组织斥之为"沙发土豆文化"。

炸薯片中含大量脂肪，能量非常高，是典型的"垃圾食品"。2004年3月24日，美国食品与药物管理局（FDA）公布了对750种食品的检验结果，证实炸薯条、炸薯片、爆米花、饼干中的丙烯酰胺含量最高。从24个国家收集的食品样品中所含丙烯酰胺的测定数据发现，每千克煮土豆里平均只有

69微克丙烯酰胺，而每千克炸薯片中的丙烯酰胺竟高达4080微克，每千克炸薯条中达到5312微克，超标一百倍！而"丙烯酰胺"在1994年即被国际癌症研究中心列入"可能致癌物"名单！

油炸方便面要少吃

油炸方便面是用富含饱和脂肪酸的棕榈油煎炸的高脂肪食品，另外，方便面中还要添加磷酸盐改善味道，磷摄取过量会使体内钙、磷比例失调，影响骨骼发育。

油炸方便面除了含盐量高之外，为了增色、漂白、防氧化、延长保存期，还要添加各种化学添加剂。如果习惯将方便面当正餐，肯定会给健康带来负面影响。

应该注意的是，吃方便面时要将第一次泡方便面的开水倒掉，以减少盐和其他化学物质的摄入。同时尽量搭配蔬菜，如新鲜西红柿、黄瓜、柿子椒等，以及肉、蛋等，以便保持膳食平衡。目前，市面上的冷冻干燥法生产的方便面是国内比较健康的加工食品。

拒绝滥用添加剂的食品

"食品添加剂"早已成为消费者耳熟能详的词汇，但熟知不等于无条件接受。食品添加剂这些年到底经历了怎样的"发展"历程，也许普通消费者并不了解。

20世纪70年代，我国食品工业只使用碱面、小苏打、味精等65种食品添加剂；1990年，全国食品添加剂增加到20类，共178种；而现在食品添加剂共有35类，超过2300种。据中国食品添加剂和配料协会提供的数据：2015年，我国食品添加剂和配料行业产品总产量1050万吨，销售额超过1100亿元人民币。

2008年10月28日出版的《瞭望周刊》披露，"北方霞光食品添加剂公司"的研发部经理张利胜介绍说："每个人每天吃进去上百种食品添加剂，这绝不是夸张的说法。我们生产的'面包改良剂'是面包厂家都要使用的，光这一袋里就有20多种添加剂。到了面包房，配方更复杂，光香精就有几十种。如果是'奶油面包'，奶油曲的供货方已经添加了抗氧化剂、色素等，一个面包的制作，从头到尾估计得使用50到100种添加剂！"

据统计，每年每位德国居民仅从市售面包中就要摄入3000克食品化学添加剂。所以德国人提出，要吃没有化学添加剂、用酸面团发酵的"祖母的面包"。我们很多家长是上班族，工作繁忙，虽然市面上的面包种类和口味繁多，但经常用面包作为孩子的早餐，到底适不适合，还需家长深思。

2010年10月18日，英国食品安全局（FSA）更新了食品添加剂名单，将6种易引起儿童"多动症"的食品色素列入不允许添加的范围，分别是：日落黄、喹啉黄、淡红、诱惑红、柠檬黄、胭脂红。

我国对于食品添加剂问题的态度，也比较谨慎。2011年，卫生部陈竺部长亲自宣布禁用面粉增白剂，体现了对食品安全的高度重视。同时卫生部还出台规定，要求所有的加工食品都必须标注所添加的化学添加剂名称。2012年4月，卫生部在其官方网站宣布，拟撤销38种食品添加剂，包括茶黄色素、茶绿色素、柑橘黄、黑加仑红等17种食品着色剂。

因此，家长可以据此向孩子普及食品添加剂的常识，帮助孩子尽早学会识别食品添加剂。如果在相关加工食品的包装袋上发现这些食品添加剂，可果断决定不予购买。

饮与食并重，饮亦有道

据数据统计，1980年我国全国饮料产量不足30万吨。而到2012年，除饮用水类产品外，饮料产量已达7400万吨。32年间，国民饮料消费居然增长了250多倍！

含氧的水是保障大脑有效工作最重要的物质，所以大脑对水分不足极为敏感。饮食的"饮"字是指喝水，但现代食品工业导致大量的饮料出现，已违背了"饮"的初衷，用含酒精、咖啡因、糖和二氧化碳的饮料来代替水，造成少年儿童"饮"的"误区"。

身体需要多少水

正常情况下，人体摄入的水量基本等于丢失的水量。身体内大部分水以饮水的形式进入体内，少部分水（约为饮水的一半）随食物进入体内。

营养物质在体内氧化后也会产生内生水，但如体内水分不足，肾脏就必须提高尿液浓度，以便用较少的水分排泄较多的废物，这也是影响肾功能正常的重要原因。所以，每天饮用足量的水对健康非常重要。

人的饮水量与年龄、体重、气候、劳动强度有关。我国目前尚无儿童饮水推荐量的标准，但欧盟和美国针对不同年龄段制定的*每日饮水推荐量标准均高于1200毫升。*

对北京、上海、成都、广州、深圳5地的城区和农村，共6684名7~19岁的学生饮水量调查发现，大约近2/3学生的饮水量未达到1200毫升/日的标准。

处于生长发育期的孩子，饮水量不足会对其行为、认知功能和精神产生不良影响。儿童的渴觉机制尚未成熟，往往感觉不到口渴就不喝水，所以要给孩子准备好饮水瓶，并要求上午把水瓶中的水喝完，中午再灌一瓶水，下午喝完。

饮水亦有道

为了补充排尿、排汗和呼吸损失的水分和矿物质，每天都要适量饮水。人体摄入水分不足时，肾脏负担会加重。如发现尿液颜色发黄，说明体内已经缺水，要及时补水。

唐代中医经典《千金要方》主张"不欲极渴而饮"，即不要觉得特别渴了才喝水，因为此时人体细胞已出现脱水。

可是，大部分学生对饮水不足的危害认识不足，有2/3的学生感到口渴

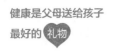

时才会饮水。调查发现，约六成学生每天饮水次数都少于6次，越是高年级学生，喝水的次数越少。还有近20%的学生居然认为饮料有利健康，近3/4的学生用饮料替代水。

家长要尽早帮助孩子养成良好的生活习惯，比如早上起床后，可以让孩子先喝一小杯白开水，补充夜间蒸发的水分，有利排便。

家长还可以建议孩子，将每天需要的水分成6次喝完。另外，告诉孩子感觉渴了就要随时喝水，而且要小口喝、多喝几次。即使正在吃饭，孩子口渴了也可以喝水，这并不会对消化功能造成太大影响。

英国心理学会的研究显示，带饮水进考场的学生，考试成绩会提高约5%。东伦敦大学研究显示，7～9岁的孩子喝水后，注意力和记忆能力的测试表现会更出色。

因为喝水能使紧张的神经趋于平静。考试过程中感觉口渴的学生，注意力难以集中。科学家认为，体内确保良好的水合作用，脑细胞间的信息传递就能更顺畅。

另外，体育运动前也要先喝些水。有的孩子打完球后能一口气喝一瓶水，这种饮水方式并不健康。

用心烧好每一壶水

白开水有"内洗涤"作用，其容易透过细胞膜，促进新陈代谢，提高免疫功能。将饮用水烧开后，冷却到25～35℃时，水的生物活性提高，最适合孩子的生理需要。

温热的白开水进入体内不仅解渴，而且参与体温调节、输送营养、清洁内脏。体内的生物化学反应无一不在水环境中进行，食物中的营养成分代谢产生的废物，也必须溶于水才能被转运、吸收和排泄。

由于城市自来水大都用次氯酸盐处理，氯与水中残留有机物发生反应会生成卤代烃与氯仿。当水温达到100℃时，卤代烃与氯仿含量分别达到100微克/升左右。煮沸2～3分钟后两者会迅速挥发，降至10微克/升以下才达到饮用水的要求。所以烧水时，水开后要把壶盖打开，保持沸腾2~3分钟，以便赶走挥发性物质。

适量饮用淡茶

中国人把茶列为日常过日子的"开门七件事"之一，即"柴、米、油、盐、酱、醋、茶"，充分反映了茶在生活中的重要地位。当今世界常见的天然饮料有三种，就是茶、可可与咖啡，比较起来还是饮茶的健康效果最好。

数千年前，茶的解毒功能就被古代先贤发现，《淮南子》称："神农尝百草之滋味，水泉之甘苦，令民知所避就。一日遇七十二毒，得茶而解之。"自古以来"诸药为各病之药，茶为万病之药"已成为中医的金科玉律，足见茶之食疗功效卓著。

近几年，有商家把绿茶的超微粉末加在冰激凌里，制作成绿茶冰激凌，以降低冰激凌里过高脂肪的危害，就体现了对绿茶功能的认可。

喝茶有"夏宜饮绿茶、冬宜饮红茶、春秋饮花茶"之说。喝绿茶既清火解暑又止渴、止泻、止痢，还消炎；提神醒脑解疲乏，消食解腻，增进食欲；强心利尿助消肿，保护牙齿可防蛀；软化血管防硬化，既防辐射又防癌。孩子可以每天喝点淡淡的茶水，既有利健康又不会带来不良刺激，还能预防龋齿。但绿茶食性寒凉，胃寒之人，可在绿茶中加些生姜，或饮用有暖胃功能的红茶。

在央视"健康之路"节目录制现场，我曾经问一位女孩为什么不爱喝茶，回答是感觉茶水味道太苦！于是，我让她亲口尝尝淡茶，孩子品尝后告诉主持人说，淡茶的味道是甜的！

所以，口感口味是可以调整改善的，也是可以培养的，不能全凭口感判断喜欢不喜欢，不能全凭味道决定吃或不吃。

绝不能把牛奶当水喝

如今，牛奶已成为中国家庭的常备品，"每天一杯奶，强壮中国人""喝牛奶补钙"等广告语早已深入人心。但是近年来，对牛奶的各种质疑声也渐渐不绝于耳。

在美国，虽然乳品业花费数千万美元吹嘘牛奶的好处，并推出各种低脂牛奶，但美国《儿科和青春期医学档案》指出，每天饮用3次以上牛奶的孩子更容易发生肥胖，即使饮用低脂牛奶者也不例外。

2005年6月，美国《儿童青少年医学文献》刊载了哈佛大学的研究报告：对1.2万名9～14岁的少年儿童进行观察发现，喝牛奶越多，孩子长得越胖。而造成发胖的原因并非仅仅是脂肪，而是牛奶的热量。225毫升全脂奶与低脂奶，热量分别为150千卡和100千卡，同样重量的脱脂奶热量为85千卡。大家可以简单算算，每天把牛奶当水喝的孩子，单单从牛奶中获取了多少热量。

少年儿童基本的饮料就是水。世界上许多地方的孩子根本没有牛奶喝，但他们长大成人却拥有健康的骨骼。所以，儿童多喝水没有问题，但把牛奶当水喝是完全错误的。

可口可乐其实并不"可乐"

家长都有这样的体会，喝了含糖高的碳酸饮料后非但不能解渴，而且越喝越渴。这是因为碳酸饮料中添加了多种食品化学添加剂，还有糖和甜味剂。比如250毫升市售可乐中，就含有26.5克糖。

可乐是世界范围内广受欢迎的碳酸饮料，可它却是牙齿和骨骼的天敌！可乐富含磷酸，对牙釉质有很强的腐蚀性。常喝可乐会增加患龋齿和口腔疾病的危险。过量饮用还会导致体内钙/磷比例失调，促使肌体动用骨骼和牙齿中的钙，导致骨骼发育延缓。而且，爱喝碳酸饮料的儿童，发生骨折的危险是正常儿童的3倍。

2009年，英国《国际临床实践》杂志指出，过度饮用可乐会导致体内血钾过低，造成心动过速。另外，肾脏是调节体内酸碱度的主要器官，长期饮用可乐，肾脏会因过劳而受损。所以，把碳酸饮料当水喝，真可谓是花钱买病。

研究发现，平均每天喝一罐碳酸饮料的孩子，大约60%都会体重超重。在美国，可口可乐的包装最早是每瓶6.5盎司（约192毫升），现在增加到20盎司（约591毫升）。1瓶20盎司的可口可乐含热量240千卡，每天喝1瓶可乐，1年内就会额外吸收8.76万千卡热量，相当于70块大巧克力，会让体重增加2公斤。

2006年，为了抑制儿童肥胖症的增长，美国政府禁止在中小学出售碳酸饮料。过去30年中，美国2～5岁的儿童和12～19岁的青少年，肥胖症发病率均翻了一番，而6～11岁孩子的肥胖症发病率更是增加了3倍。

2007年9月3日，为了控制学生过度肥胖，韩国教育部宣布，禁止在所有中小学出售可乐等碳酸饮料、方便面和油炸食品。韩国教育部也是期望通过这一举措，能将学生的肥胖率从2005年的18.2%降低到15%。

运动饮料到底是什么？

运动饮料是针对运动时能量消耗多的情况而设计的保健饮品，主要成分为葡萄糖、咖啡因、电解质、氨基酸等，可用来补充运动消耗的能量，使运动员迅速恢复体力。由于运动饮料热量比可乐低，营养比纯净水好，故成为众多消费者的选择。

但是，需要提醒的是，运动饮料是功能性饮料，不适合日常饮用。尤其不运动的人饮用后，会干扰电解质平衡。运动饮料中的钠离子和咖啡因还会增加心脏负担，对儿童的负面影响更为显著。新陈代谢旺盛的儿童，如大量摄入运动饮料会损伤肝脏。

含咖啡因的饮料影响儿童脑发育

瑞士国家科学基金会称，过量饮用含咖啡因的饮料会延缓青少年大脑发育，原因是咖啡因会使孩子深度睡眠减少。因为大脑只有在深度睡眠中，脑内的β淀粉样蛋白等沉积物才能被脑脊液清除。大脑组织中重要的神经突触日益增强，非重要的神经突触则逐渐消失，这样大脑的运行效率才能提高。

咖啡因是碳酸饮料和红牛等功能性饮料的主要成分，经常饮用含咖啡因饮料的孩子，夜间入睡慢、睡眠浅、容易醒，白天则常打瞌睡，注意力也不集中。

无糖汽水饮用过量诱发心脏病

表面看来，无糖汽水似乎比普通汽水健康，但调查发现，喝无糖汽水的人更容易患中风与心脏病。

美国迈阿密大学流行病学专家对2564名人员进行观察，并对这些人10年内患中风和心脏病的次数、因心脏病死亡的人数等数据进行统计发现，每天喝无糖软饮料的人患中风、心脏病，以及因心脏病死亡的概率要比其他人高出43%。

芬兰坦佩雷大学长达30年的跟踪研究发现，冠状动脉疾病的先兆在童年就会显现。如果不能培养健康的生活方式，成年后患心血管病的风险会明显增高。

因此，让孩子好好喝水才是王道！不要把精力浪费在选择那些名目繁多的饮料上，无论精挑细选哪种饮料，都无益于孩子的健康。

果汁过量危害健康

市售的果汁与茶饮料等含糖量约10%，欧洲科学界普遍认为果汁不应列入健康饮料。

英国格拉斯哥大学研究人员认为，喝果汁与喝添加甜味剂的饮料一样有害健康。因此，要求英国政府在果汁的外包装上增加"每天不宜超过150毫升"的标签，用来提醒消费者。250毫升的橙汁含热量约115千卡，而英国餐厅提供的果汁每份都是500毫升，其热量可想而知。

纯果汁含大量天然糖分，能量密度和含糖量与市售甜饮料基本类似。比如，250毫升苹果汁含110千卡热量和26克糖。而一个新鲜苹果的热量仅50千卡左右，而且，其所富含的膳食纤维还能带来饱腹感并有助于消化。

因此，果汁虽好，也不能过量摄取。尤其对于孩子来说，牙齿的生长发育也需要充分咀嚼，所以选择食用天然水果才是最优方案。

儿童切忌饮用酒精饮料

除了酒水之外，目前市场中出售的酒精饮料已并不鲜见，其颜色艳丽、包装时尚，孩子们对此已并不陌生。甚至在影视剧中，看到成人拿着酒精饮料欢呼雀跃的样子，孩子们也会心生向往。酒水不能喝，那么，酒精饮料是否可以让孩子尝试呢？

当然不能！成人尚且限酒禁酒，孩子更应该远离含酒精的饮品。

酒精能损害黏膜上皮细胞，诱发炎症及溃疡。酒精还会损害儿童大脑细胞，使智力发育迟缓。而且，少年儿童神经系统发育尚不健全，酒精会造成注意力涣散、情绪不稳、记忆力减退。饮酒还会造成维生素缺乏和营养不良，影响正常发育。*酒精饮料和酒水一样，对处于生长发育期的少年儿童百害而无一益。*

喝酒还会损害免疫功能，易患传染病。而且，儿童的肝脏非常脆弱，极易醉酒，致死率很高。

另据调查发现，少年时期饮酒与成年酗酒关系密切，幼年饮酒很容易产生酒精依赖。美国对43093人的调查发现，14岁前开始饮酒的孩子中，有47%在某个阶段会离不开酒；21岁后开始饮酒的人当中该比例仅为9%，这说明低龄饮酒者特别容易变成嗜酒徒。

所以，成人千万不要用酒逗引孩子，包括低度甜酒。家庭聚餐或朋友聚会时，也不要让孩子接触含酒精的饮料。*酒是被确认的一类致癌物，在酒的问题上，家长除了说教，最好还是以身作则！*

远离"洋快餐"的温柔陷阱

美国创造了"快餐文化",充斥美国市场的肯德基、麦当劳等九大快餐连锁店的食品,都是以汉堡包、炸鸡、热狗、炸薯条、烤牛肉、牛排、火腿、三明治、油炸土豆片、烘馅饼、冰淇淋与各种碳酸饮料构成。油炸与烘烤的食品,不仅浓油酱汁,口味过咸,而且种类单调。

1987年,首家"洋快餐"落户京城,此后"洋快餐"进军中国,并且在各大中城市黄金地段站稳了脚跟。2001年,北京市"洋快餐"的销售额已是中式快餐的3倍。

"洋快餐"已经把它章鱼的触角伸向中国的各个中小城市,从2007年开始,两家著名的"洋快餐"店为了保证利润,除了提高价格外,还开始24小时不间断营业。

在中国,出入"洋快餐"店的大多数顾客是少年儿童。"洋快餐"的甜食、简单的游乐设施、成套的小礼物、各种"优惠券",都在引诱着孩子。据麦肯锡公司调查:两家著名"洋快餐"店在中国的渗透力,已达到每家分店平均每年接待60万名顾客。

全国政协委员、民建中央秘书长张皎先生曾连续三年向两会递交提案——《将"洋快餐"赶出国门》。该提案源于看到一位原本健康、美丽、可爱的小姑娘,被"洋快餐"的促销手段诱惑,最终掉进了阴险的"温柔陷阱",成了"洋快餐"的受害者。

"洋快餐"的促销手法多种多样,其诱惑力让孩子们根本无法招架。张皎委员说,提案的目的并没有单纯争论"洋快餐"到底是好是坏,"叫板"只是针对"洋快餐"对中国青少年消费观的不良诱导和对健康的危害。

"洋快餐"有成瘾性

2003年1月29日,华盛顿大学内分泌学家研究发现:汉堡包、炸薯条、可乐等食物会引起进食者体内激素变化，使少年儿童上瘾，难以控制进食量。

不少家长抱怨，孩子只要吃过一次"洋快餐"，就天天闹着要吃。原因就在于"洋快餐"干扰了孩子体内的激素——"瘦素"！正是"瘦素"控制着就餐者的饮食行为。食用"洋快餐"后，由于肌体对"瘦素"的对抗性增强，就会诱发肥胖。文章认为："快餐生物效应的发现具有爆炸性的意义，发胖的原因不能归结为肥胖者没有自我控制能力"。

"洋快餐"能诱发抑郁症

抑郁症是欧美比较普遍发生的疾病。2010年1月，英国公布了对3480名居民一年的膳食调查结果，发现每天吃汉堡包和炸薯条1~6次的群体中，许多人患有抑郁症。

西班牙也发现经常消费美式快餐的人，抑郁症发病率增加了50%。科研人员在6年中随访了12059名起初没有抑郁症的志愿者，前后两次让他们回答136道题目的调查问卷，以了解日常饮食、脂肪摄取情况。发现膳食总热量0.6%以上来自"反式脂肪酸"的志愿者，有657人患了抑郁症，比不摄取"反式脂肪酸"的人患病率高出48%。

"洋快餐"导致少年儿童肥胖

美国的快餐店占餐馆营业额的4/5。1986年，美国4~12岁的黑人孩子中只有8%体重超标，有10%的西班牙裔孩子脂肪过多，约8%的白人孩子是小胖墩。而到了1998年，上述数字分别达到22%、22%和12%，肥胖儿童增长速度惊人。

众所周知，炸薯片、炸薯条、肥肉、夹心肉、坚果、巧克力、奶油蛋糕、曲奇饼干、酥油糕点含脂肪很高。"洋快餐"充斥的油炸食物，造成隐性脂肪占摄入脂肪的一半，促使消费者迅速肥胖。西餐的奶油汤由于口感浓郁，常被误认为是高蛋白质饮食，但检测发现，500毫升高档浓汤中就含20

克脂肪！

儿童肥胖症是由于体内脂肪堆积，出现的慢性营养障碍性疾病。由于儿童肥胖流行广，发病率增长非常快，世界卫生组织已将其列为"流行病"。在导致肥胖的因素中，饮食结构失衡是最主要的原因，运动量不足与不良生活方式又同时推波助澜。

2004年5月，中华医学会召开的"科学减肥论坛"披露：北京居民肥胖率高达45%，已居全国首位，其中单纯性肥胖95%，继发性肥胖2%。而在20世纪80年代，北京居民肥胖率仅为1%～3%。从1985年到2005年，我国7~18岁的儿童和青少年中肥胖人数就增加了28倍，青少年肥胖患者比例已逼近美国。

2011年11月4日，《第三次国民体质监测结果》公布，与2005年相比，在各个年龄段我国居民的肥胖率和体重超重率均持续增长。江苏省幼儿肥胖率10年翻了一番！

伴随饮食结构"西化"，下一代青年人肥胖率也在不断增加，如上海20～29岁的男性，在过去11年里体重平均增长了2.8千克。2012年，我国居民脑卒中发病率已达到1.82%，40岁以上居民脑卒中患者约1036万人。而在20世纪80年代，全国平均脑卒中患病率仅为0.27%。从1986年到2012年间，中国居民脑卒中发病的年平均增长率为7.6%，速度极为惊人。

这一代人在少年儿童时期膳食失衡的后果，已开始逐步显现。正是肥胖导致糖尿病、心脑血管病等各种退行性疾病泛滥，成了名副其实的"疾病陷阱"。

2008年1月4日，在北京饭店举行的《你的食物是什么颜色》一书中文版的发行仪式上，该书作者、美国加州大学营养系主任戴维斯·赫伯博士发表讲话指出："全球都发现中国的营养状况在恶化，居民肥胖、糖尿病和心脑血管病的发病率不断增加。重要的原因就是西方不健康的饮食方式，如美式快餐等大量进入中国。中国人摄入的粗粮、蔬菜和水果越来越少，严重影响健康。"

无处不在的"反式脂肪酸"

20世纪60年代，雀巢公司开发了粉末状的"咖啡伴侣"。近些年，由于酪蛋白价格飙升，商家纷纷改用价格便宜的大豆分离蛋白代替。

"植脂末"有很好的水溶性和发泡性，加在咖啡中能改善色泽，使口感柔和，提高爽滑度；加在蛋糕中能使口感细腻，提高弹性；加在饼干中可以提高起酥性。因此，"植脂末"在奶茶、速溶咖啡、蛋糕、面包、冰激凌、冰糕、冰棍的生产中得到广泛应用。

作为奶制品的化学替代物"植脂末"，是以"部分氢化植物油"、糖类、酪蛋白为原料，添加乳化剂、稳定剂、香精、色素制备的，价格比奶粉要低5～10倍。值得注意的是：氢化植物油在加工过程中会产生"反式脂肪酸"。

自然界的天然油脂大部分是顺式结构，而"反式脂肪酸"的分子因呈直线状，故室温下成为固态。膳食中"反式脂肪酸"如果占日摄入总能量5%以上，就会危害健康。

2007年，欧洲饮食杂志 *Waitrose Food illustrated* 为庆祝第100期的出版，邀请欧洲名厨、美食评论家和历史学家，从历史上人类食物中挑选出10个食物灾难时刻。结果"氢化油"（即人造黄油）的诞生被认为是最大的灾难性事件。

食品中"反式脂肪酸"触目皆是。起酥油、人造黄油、精炼植物油、代可可脂、西式奶油蛋糕、"洋快餐"的油炸与烤制食品中均含有"反式脂肪酸"，其会使体内的高密度脂蛋白胆固醇（HDL）减少，使容易导致血管梗塞的低密度脂蛋白胆固醇（LDL）增加。长期摄入"反式脂肪酸"会诱发糖尿病、冠心病与代谢综合征。

"反式脂肪酸"还会损害少年儿童的智力。人类大脑中约60%的固体物质是脂肪，天然脂肪吸收后7天就能够代谢排出体外，但"反式脂肪酸"的代谢需要51天。摄入的"反式脂肪酸"会取代大脑细胞中的二十二碳六烯酸（DHA）、二十碳五烯酸（EPA）、α-亚麻酸（GLA）、花生四烯酸

（AA）等优质脂肪酸，扰乱思维过程，让孩子变得愚笨迟钝。

东西方传统膳食存在的巨大差异，使我国国民对"反式脂肪酸"的认识远落后于西方，消费者甚至不知道膳食中存在"反式脂肪酸"。2012年，我国卫生部颁布了首个食品营养标签国家标准——《预包装食品营养标签通则》。该标准将预包装食品的"反式脂肪酸"含量列为强制标识内容，并在2013年开始正式实施。

"洋快餐"是诱发过敏的元凶

过敏性鼻炎并非新的疾病，但过敏源却"日新月异"，除灰尘及动物毛发外，"洋快餐"也成为致敏的元凶之一。

2013年，日本某网站访问了上万名孕妇及儿童，发现常吃美式快餐者容易出现鼻敏感症状。香港呼吸科专家吴健聪指出，儿童气喘及过敏国际研究机构已确定美式快餐对诱发过敏性鼻炎的影响。

"洋快餐"成为致敏元凶的原因如下：

·"洋快餐"不仅盐分高，而且添加有多种化学增味剂，两者都会刺激呼吸系统，诱发过敏反应；

·"洋快餐"中"反式脂肪酸"含量偏高，其在体内代谢过程中会产生自由基，诱发过敏反应；

·"洋快餐"的口味重，蛋白质和热量高，食用后会降低孩子吃蔬菜的意愿，导致抗氧化物质摄入不足，难以抵抗自由基的侵害；

·"洋快餐"容易诱发肥胖，脂肪中的激素会使鼻敏感（过敏性鼻炎）的症状加剧。

"洋快餐"含致癌物质

2005年8月美国加州首席检察官比尔·洛克耶对肯德基、汉堡王、温狄等9个快餐店提起诉讼，因为其食品中含"丙烯酰胺"相当高，违反了加州法律65号动议，该条款要求消费者在接触已知致癌物或有毒化学物质时应预先得到警告。

斯德哥尔摩大学与瑞典国家食物安全机构"国家食物委员会"的研究发现：汉堡包、炸薯条、薄脆饼等食品中含大量丙烯酰胺，其可导致基因突变，损害中枢和周围神经系统，诱发良性或恶性肿瘤，这一发现解释了西方国家肿瘤高发的原因。

1990年美国加州就将丙烯酰胺列入致癌物名单，1994年，国际癌症研究中心将丙烯酰胺列为可能致癌物名单。世界卫生组织指出，与食品有关的癌症中，30%～40%都与丙烯酰胺有关。2005年3月，世界卫生组织和联合国粮农组织呼吁，应采取措施减少食品中的丙烯酰胺。

富含淀粉的食品在烘烤、煎炸过程中，烹饪温度超过120℃，就会产生天然副产品丙烯酰胺。而在中国的"洋快餐"店声称："鸡肉产品都经过170℃以上高温烹制。"可想而知，"洋快餐"究竟让人们吃了多少丙烯酰胺！

"洋快餐"滥用化学添加剂

一般认为，带"奶"字的食品或饮料应该含鲜奶，有"果"字就应含有新鲜水果。所以，"草莓奶昔"颇受追捧。但英国《卫报》发表的文章指出，所谓的"草莓奶昔"中，既不含草莓也没有鲜奶，而是用59种化学原料调配出来的。

中国的洋快餐店出售的草莓奶昔也是如此。所用的化学配料有如下四类：第一类是香精。是用40多种化合物质精妙调配出的草莓味道，如茴香脑、麦芽醇等。第二类是色素。为了获得草莓的颜色，要加入化学合成的红色素。第三类是稳定剂和增稠剂。为了让草莓奶昔口感爽滑细腻，要加入瓜尔豆胶、卡拉胶和磷酸盐等。第四类则是甜味剂。如阿斯巴甜、甜蜜素等。另外，为了配出凉爽的味道，还要加入果葡糖浆等添加剂。

美国有线电视新闻网报道，在麦当劳出售的麦乐鸡中，竟然检测出含玩具橡皮泥消泡剂"聚二甲基矽氧烷"和"特丁基对苯二酚"。这些物质是植物油与动物脂肪的防腐剂，摄入1克就会出现反胃、耳鸣、作呕，甚至窒息和虚脱。

消息见诸媒体后引起轩然大波，因为上述物质属于限制使用的消泡剂和食品防腐剂。特丁基对苯二酚还有毒性和致癌性，长期食用后果不堪设想。

远离性早熟

儿童的生长发育并非越快越好，孩子发育过早、成长过快，成年后越容易得慢性病。已发现女孩月经初潮越早，成年后患乳腺癌的危险性就越大。儿童的生长发育要适度，家长对此要有正确的认知。

儿童性早熟的危害

一般以女孩8周岁前、男孩10周岁前，出现第二性征，或女孩月经初潮发生在10周岁以前，统称为性早熟。

高脂肪饮食能加快儿童性器官的成熟速度。17世纪，西方国家女孩月经初潮的平均年龄是17岁，当时膳食脂肪含量约为20%。现在西方发达国家女孩月经初潮平均年龄是13岁，而膳食中脂肪含量高达42%。

近年儿童性早熟的发病率显著增加，已成为小儿内分泌科的常见病。2013年，浙江大学医学院附属儿童医院内分泌科共诊断了18000名性早熟患儿，其中80%是女孩。据不完全统计，我国约15%的儿童发育提前，其中女孩比男孩多4~5倍。中国女孩以乳房发育、初潮为标志的性成熟年龄已早于欧美。

性早熟给儿童心理、行为和发育会造成严重损害。患儿因体型、外表与周围小伙伴不同而产生自卑；过早来月经的女孩还会出现精神紧张，影响生活和学习。个别情况下，女患儿会成为性摧残的受害者，而男孩则容易出现早恋及过早的性行为。儿童性早熟会给学校、家庭，乃至社会带来极大困扰。

造成儿童性早熟的因素

曾有一位母亲找到内分泌科主任，因不到6岁的儿子已出现第二性征，母亲感到很委屈，一再强调平时从不给孩子盲目进补，就连吃药都很小心。但当医生询问孩子的饮食时，母亲说孩子特别爱吃炸鸡，天天不离。综合各种因素，最后确定问题很可能就出在这种偏食上。

绝大多数家长认为进食肉制品才有营养，尤其"洋快餐"肉量大，儿童喜欢吃，长期过量食用高脂肪食品，必然导致性早熟。另外，广东等地有煲汤的习惯，而且喜欢在汤里加些中药，全家不分老少都喝同一锅汤，长年累月喝下来，大人是滋润了，孩子却有可能出现性早熟的征兆。

另外，儿童性早熟也与环境因素有关，诱发儿童性早熟的外部因素约占九成。随着工业化进程加速，大量化学合成物质出现在环境中。与激素作用类似的物质被称为"环境激素"，大约有300多种。其通过化妆品、洗浴剂、洗洁剂、瓜果蔬菜、肉制品等进入人体，导致内分泌紊乱。

环境污染物、食品包装中的增塑剂、农药及塑料降解产物，都是具有雌激素样活性的物质，会引起儿童生殖器官及骨骼发育异常。

容易催熟孩子的食物

性早熟的儿童往往食肉量大，不爱吃蔬菜水果，光顾"洋快餐"店的频率也高。调查发现，坚持平衡膳食才是让孩子远离性早熟的关键措施。日常膳食一定要有充足的蔬菜，并且水果常伴，只有坚持进食生态食物，保持食物来源的多样化，才能够使体内激素的浓度保持在引起伤害的水平以下。

下面所列的10种食物，如果长期摄入过量，就会导致孩子性早熟。

大补类食品　不要给孩子盲目吃补品，如冬虫夏草、人参、桂圆干、荔枝干、沙参、黄芪等，这些补品对成人效果可能很好，但对小孩子却未免过猛，容易影响孩子的正常发育。

禽肉　研究发现有些禽肉中存在雌激素与促生长激素，"促熟剂"大多

集中在家禽头颈部的腺体中，因此鸡脖子、鸭脖子都要少吃。禽类皮下脂肪较多，激素主要蓄积在皮下，所以也不要给孩子吃鸡皮。

反季节蔬菜和水果　蔬菜和水果应该充足，但反季节的蔬菜和水果大都是在"促生长剂"的帮助下才反季节或提早成熟，所以，孩子吃多了也会被"催熟"。

油炸类食品　很多家长都会带孩子去"洋快餐"店吃炸鸡、炸薯条和炸薯片，殊不知这些食物都含有促进儿童性早熟的催化剂"反式脂肪酸"，会导致体内脂肪积累，诱发内分泌紊乱。

鱼子与蟹黄　不要给孩子吃激素催肥的猪肉、黄鳝、螃蟹等，特别是鱼子与蟹黄的美味容易吸引孩子，但也存在使孩子发育变快的危险。

蜂王浆　首先进食蜂王浆就容易使孩子上火，其次由于蜂王浆含有激素，容易导致性早熟，同样不能让孩子多吃。

蚕蛹　蚕蛹富含激素，孩子经常食用会导致性早熟，尤其是对正在长个子的男孩而言。

燕窝　燕窝里含丰富的燕窝酸，有些家长喜欢给孩子吃，想让孩子更聪明，但一定要适量。

榴莲　众所周知，榴莲是大补的水果，含热量及糖分都较高，熟透的还可能含酒精成分，孩子吃多了就会导致发育异常。

自制豆浆　自家磨的豆浆通常非常浓，所含大豆异黄酮就更多，长期食用，也可能会诱发性早熟。

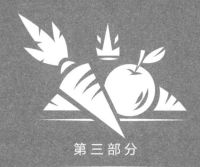

第三部分

免疫力是把双刃剑，膳食平衡最安全

♥

在疫情中发现，同样的环境条件下，有的人被感染，有的人却安然无恙。即便感染同样的病毒，结局也不一样。原因就在于个体差异。中医古籍讲"正气内存，邪不可干"，说的就是建立平衡的自身免疫功能，对提高抗病能力的意义。要维持平衡合理的免疫功能，保持个体健康，膳食平衡是最有效最安全的方式。

李时珍说："饮食者，人之命脉也。"人在一生中，就是通过一日三餐把将近百吨的食物吃下去，从而保证正常的学习、工作和生活。人体这个复杂开放的巨系统，是依靠摄取食物来支撑运转的。免疫状况如何是由营养、运动、休息和生活环境决定的，其中营养的作用居于首位。如果说合理营养是健康的物质基础，那么膳食平衡则是获得合理营养的保证。

第一章

优化饮食结构，倡导平衡膳食

　　饮食营养与孩子的健康成长密不可分，犹如水和鱼的关系。少年儿童生长发育比较快，所以日常饮食必须要保质保量，要保证在孩子的生理需求与膳食营养供给之间建立良好的平衡。

　　平衡膳食是科学设计的理想的膳食模式，所推荐的食物种类和比例，能最大程度地满足不同年龄阶段、不同能量需求水平的少年儿童营养与健康的需要。

平衡膳食是健康的基石

　　随着国民生活水平的提高和营养知识的普及，居民的饮食结构正逐步从"温饱型"向"小康型"过渡，饮食观念发生了变化，大家想吃得更好一些。但是，何为吃得更"好"？却又产生了新的"误区"：想吃什么就吃什么，随心所欲地傻吃；盲目追随媒体宣传，一味盲从广告；听说吃什么不好就绝对禁食什么，人为造成"偏食"。

　　健康是人人渴望拥有的财富，但并非每个人都懂得如何拥有健康。而了解平衡膳食的理念，就是掌握了一把通往健康的钥匙。

　　膳食结构平衡与否，是影响人类健康的主要因素。有些人不相信平衡膳食对健康的作用，认为"好好吃饭"不像吃药那样立竿见影。殊不知，如果膳食安排不合理，就会不断损害健康，日久天长，就会带来百病丛生的后果，也只能落个"药罐子"的下场。

1968年，北欧国家瑞典最先提出了《斯堪的那维亚国家人民膳食的医学观点》，用言简意赅的语言陈述了膳食指导原则。由于容易理解和接受，产生了积极的社会效果。世界卫生组织和联合国粮农组织肯定了这一举措，并建议各国仿效。

20世纪，西方发达国家将平衡膳食作为最重要的膳食原则广为推荐，各国颁布的膳食指南也都据此制定。全球有近20个国家公布了各自的膳食指南，对日常食物合理选择与搭配的陈述性建议，都是依据营养学理论制定的饮食指导原则，目的在于改善、优化饮食结构，倡导平衡膳食，以减少与膳食有关的疾病发生。

北欧国家芬兰有一个省，慢性非传染性疾病发病率很高，芬兰政府就将该省作为疾病重点防治试点，5年内投入100万美元用于平衡膳食宣传教育和落实防治措施。经跟踪调查发现，此后该省居民因心肌梗塞、脑血栓、脑溢血发生偏瘫的患者数量出现大幅度减少，节省了约600万美元的医疗支出！这个生动的事例告诉我们，加强健康教育，提倡平衡膳食，对提高健康素质是极为有效的。

树立平衡膳食观，为健康做好储蓄

所谓健康储蓄，就是指以增进健康和降低未来疾病风险为目的的投资。形象地说，就是要在生命的银行中多存些"钱"。为了孩子的健康成长，家长需要养成富有远见的健康投资行为。

于若木同志曾经指出："科学配餐是不用资金投入，就能提高和改善人民健康状况的有效方法。"瑞典著名医生阿·沃尔兰也说过："我们不能仅仅重视疾病，而应该高度重视生活方式的选择。因为生活方式健康了，疾病就会自动消除。"

从未得过病或者长寿的人，他们的生活习惯可能有意无意地符合客观的自然规律，因此健康是可以预知的必然结果。同样，经常生病的人也并非是运气坏，因为许多疾病就是不健康的生活方式产生的必然结果，是完全可以预知的。

20世纪90年代，美国心脏健康会议发布的《维多利亚宣言》，提出了预防心脏病的《四大基石》，即"合理膳食、适当运动、戒烟限酒、心理平衡"。这里的"合理膳食"的含义就包括：膳食不仅要色、香、味俱佳，还要保证饭菜的种类多样化；能够满足热能和各种营养素的需要；食物容易消化吸收，具有饱腹作用；要符合食品安全与卫生要求。

世界卫生组织推荐的"地中海式饮食"

生活在环地中海沿岸的意大利、西班牙、希腊等国的居民，环境与北欧地区虽大致相同，但心脏病的发病率却很低，是世界长寿区之一。经过大量调查分析，发现这与该地区居民的饮食结构有关。

20世纪90年代，世界卫生组织向全球推荐了"地中海式饮食"。其基本特点是杂食，富含淀粉的谷类食品和菜糊状调料，加上大量绿叶蔬菜和新鲜水果，搭配少量肉食。日常食物品种丰富多样，很好地体现了食物来源生物多样性的原则，可以有效地减少心血管疾病的发生。

野菜马齿苋与红葡萄酒一样，是地中海人餐桌上的一道"风景线"，他们日常烹饪将马齿苋调入蔬菜沙拉中食用。马齿苋所含营养素之丰富与全面，是其他蔬菜和水果难以媲美的，所含胡萝卜素以效价最高的β-胡萝卜素为主体，视黄醇当量（即维生素A的国际单位=0.6微克β-胡萝卜素）为胡萝卜素的2~2.5倍。

马齿苋的汁对平滑肌有显著的松弛作用，用它制成的饮料有明目作用。马齿苋还是罕见的天然高钾食物，细胞内缺钾会导致细胞含水量减少，这与细胞衰老正相关，进食马齿苋可保持血钾和细胞内钾两者处于正常水平。故称马齿苋为"长寿菜"，并非只是生活经验之谈，也有相应的临床营养学意义。

古代中医文献对马齿苋也有许多记载，《本草纲目》给它起了一个响亮的名字——"长命菜"，《中国药植图鉴》则称之为"长寿菜"。

不断改版的美国"食物指南金字塔"

1996年1月，美国农业部推行了"食物指南金字塔"，提出了居民每日选择食物品种和数量的建议，其目的在于减少心脏病、高血压、某些癌症、糖尿病等与饮食有关疾病的发生。

围绕食物指南构图的争论曾经十分激烈。1992年秋，图形公布后立即遭到肉制品和奶制品商的猛烈批评，认为其不符合美国居民的生活需求，美国农业部长马迪根的主张由此受到全方位的抨击。在此之后，又耗费了86万美元完成了进一步的科学验证，才证实食物指南金字塔的设计是科学的。

"食物指南金字塔"的底层为植物性食物，包括面包、麦片、米、面食等，意味着主要的营养供应来源于植物性食物，大部分热能取自碳水化合物。

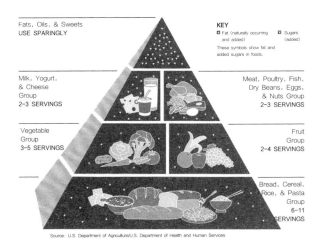

在食物指南金字塔中，谷物等粮食的比例最高，每人每日需6～11份（每份即指面包1片或粮谷类熟食28.35克）。

金字塔自下而上第二层中，蔬菜、水果平分秋色，蔬菜每日需3～5份（1份指半碗熟白菜、一小碟西兰花或一杯生菜沙拉或3/4杯菜汁），水果2～4份（1份指3/4杯果汁、1/2杯罐头水果或1个中等大小的苹果、1根香蕉或1个橘子），这些是维生素和膳食纤维的主要来源。因为适量摄入蔬菜水果，有助于预防癌症和心脏病，而且摄取量根据高限制定。

倒数第三层是鱼、肉、禽、蛋和奶类各半，其中，奶类每日食用2～3份（1份奶类食品指1杯牛奶、1杯酸奶或14克左右的奶酪）；鱼、肉、禽、蛋和核桃、花生、大豆类等食物每日共需2～3份（1份相当于28～36克肉、禽、鱼，或1/2杯已做熟的干豆类，1个鸡蛋或2勺花生酱）。

金字塔的顶层是油、盐、糖，并且没有规定摄入量，是为了告诫大家，食用糖要有限制，以避免潜在的危害。

美国"食物指南金字塔"中，蛋白质丰富的食物较西方传统饮食显著减少。但从平衡膳食的观点看，该"食物指南金字塔"并没有将最重要的营养素饮用水列在基座，这不能不说是一个重大失误。因为，正是美国人忽视水的健康作用，大量饮用各种含糖碳酸饮料，才造成了从饮料中得到的热量达到日摄入总热量的21%，从而导致64%的美国居民肥胖。

2005年1月，美国农业部又推出了标题为《走向健康的一步》的新版"膳食指南"。修改后的"饮食指南金字塔"要点是"强调要吃得适度、不过分，同时要运动"。

2005年版金字塔是由从左到右6条不同颜色（代表各种食物）、不同宽度（代表总热卡比例）的色带组成的三角形。橙色代表谷类，绿色为蔬菜，红色为水果，蓝色为奶及乳制品，紫色为肉和豆类，黄色代表油脂和备用热卡（可以随意支配的热量）。其中，橙色最宽，黄色最窄。在金字塔的左侧还有一个楼梯，有一个人正在台阶上攀登，代表着要结合体育运动。塔基的"每日"字样是针对建议每天吃的食品，如全麦面包等；塔顶的"偶然"字样则针对油酥糕点等高热量的甜食。

2005年版"饮食指南金字塔"共有12个版本，以适应不同人群个体的需要，采用哪一个版本取决于每个人的体力活动量和热量摄入量。

制定2005年版"饮食指南金字塔"，目的在于使美国人能根据个人情况选择营养与运动相结合的比较健康的生活方式，以便对付在美国越来越流行的严重肥胖病。2005年版饮食指南较之以往尤其强调以下方面：

·强调膳食多样化，蔬菜要花色品种多，而且要多吃豆类蔬菜以及深绿色与橙色的蔬菜。

·强调要尽量选择有"全"字的全谷类食物，如全麦面包、全麦饼、麦片等，以增加膳食纤维的摄入量。

·强调食物要控制低脂肪，油脂主要来自鱼、果仁及植物油。限制全脂奶、牛油、奶油、猪油以及冰淇淋，对植物油中的椰子油、棕榈油也需要限制。

·强调要将豆类和肉类一起作为蛋白质的来源。

·强调要重视水果、食用水果的品种多样化，但是对饮用果汁要节制。

·设置了备用热卡，即可以随意支配的热卡。是指酒、啤酒、饮料、糖果、奶酪、肥肉、甜食等。

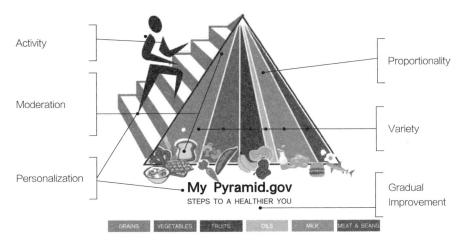

美国农业部在2005年1月推出的"我的金字塔"

此后，美国国家科学院和癌症研究所的科学家进一步研究指出，改变传统的西方饮食结构可以使美国人的平均寿命延长 10 年。并在《2010 美国居民膳食指南》中，明确列出应该少吃或不吃的食物，比如：

·控制钠的摄入量。成年人每天钠的摄取量应少于 2.3 克，相当于 6 克食盐。少吃腌制食物，多吃新鲜蔬菜水果。

·控制饱和脂肪酸摄入量。日常食物中饱和脂肪酸所提供的能量应低于摄入总能量的 10%。少吃红肉，要吃白肉和低脂奶。

·控制胆固醇的摄入量。每天从日常食物中摄入的胆固醇应少于 0.3 克，要少吃肥肉、鸡蛋黄等含胆固醇高的食物。

·拒绝"反式脂肪酸"。用氢化油生产的咖啡伴侣、奶油蛋糕、蛋黄派等食物中都含"反式脂肪酸"，尽量不要吃。

·警惕人为添加的白糖。尽量不要吃含糖高的食物（包括精米、白面），特别要拒绝添加脂肪与糖的蛋黄派、甜饼干等。

·限制含酒精的饮料。含 15 克纯酒精的各种酒均定量为 1 份，相当于 350 毫升啤酒或 150 毫升葡萄酒，成年男性每天最多喝 2 份酒，成年女性每天最多喝 1 份酒。

2016 年 1 月 7 日，美国农业部发布了《2015—2020 美国居民膳食指南》。这份指南集合了许多营养学、临床医学、公共卫生领域的专家，且每 5 年更新一次。新版指南建议美国民众选择健康饮食，强调饮食多样化与平衡的重要性。删除上一版本中的胆固醇摄入量限制，将咖啡与瘦肉视为健康饮食一部分。

新版指南对健康饮食的建议可归纳为"多吃"与"少吃"两大类。

"多吃"包括：各类蔬菜，主要是深绿色、红色和橙色蔬菜、豆类、含淀粉及其他成分的蔬菜；水果，尤其是完整的水果；脱脂或低脂奶制品，包括牛奶、酸奶、奶酪及豆浆饮品；谷物，至少一半是全谷类；各类蛋白质食品，包括海鲜、瘦肉、禽肉、蛋类、豆制品、坚果及种子；油，包括植物食用油如菜籽油、玉米油、橄榄油、花生油、红花油、大豆油与葵花籽油。

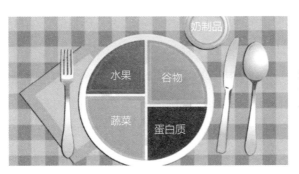

2016年美国最新的
"膳食指南"
——健康餐盘

"少吃"则包括：每人每天摄入的热量，摄入人工添加糖的比重不应超过10%。每人每天摄入的热量，饱和脂肪酸的比重不应超过10%。通常，食物饱和脂肪多来自黄油、奶酪和全脂牛奶、瘦肉以外的肉类、椰子油与棉子油等。每人每天盐分的摄取量不应超过2.3克，其中14岁以下儿童更应少吃。

新版指南还对体育运动提出了明确的要求。要求成年人应当每周积累150分钟中等强度以上的身体活动，同时每周应当有2次以上的力量训练。而6～17岁龄的儿童和青少年，应当每天参加60分钟的身体活动，这些身体活动包括有氧运动、力量性运动以及强化骨骼的运动。

从美国食物指南金字塔多种不断改版的历史可见，人们对饮食营养科学研究和认知也是循序渐进的，但终究会发现膳食平衡才是获得合理营养的保证，引导民众树立平衡膳食观至关重要。

谈胆固醇无需色变

人体内的胆固醇，大约有80%来源于肝脏等组织在体内的合成，被称为"内源性胆固醇"，其余20%的胆固醇来源于日常食物的摄入，被称为"外源性胆固醇"。

如果一个人的饮食习惯喜食油腻食物、偏爱肉食、经常食用含高胆固醇的食物（如鸡蛋黄、动物内脏等），就会导致摄入的"外源性胆固醇"增加。但不难看出，人体胆固醇水平升高最主要的原因，还是由于体内脂质代谢异常，"内源性胆固醇"合成过多所致。

在生物进化过程中，大自然赋予人体的每个细胞都有合成自身细胞膜所需要胆固醇的能力。机体摄取的不饱和脂肪酸越多，细胞膜的流动性就越强；如果摄取的饱和脂肪酸越多，细胞膜就会越坚固，流动性就越差。当细胞膜流动性太强时，肌体通过增加胆固醇的合成可以使细胞膜变得坚固些；而当细胞膜流动性下降时，肌体就会转移掉细胞膜内多余的胆固醇。这种双向自稳定的调节机制，精巧地保持着生命活动的平衡。

人体还利用胆固醇作原料，合成类固醇激素、肾上腺皮质激素，提高肌体的应激能力；妇女怀孕期间胎盘细胞也能产生胆固醇，合成非常重要的雌性激素孕酮，保证孕妇围产期的健康；人体还能利用胆固醇，合成被称为"阳光维生素"的维生素D。胆汁酸也来源于胆固醇，通过胆汁酸的代谢循环，胆固醇协助人体完成脂肪、油脂及脂溶性维生素的消化吸收。隐藏在皮脂腺中的胆固醇覆盖在皮肤表面，使皮肤不会脱水发皱。胆固醇还能够帮助创伤的皮肤组织加快愈合。所以，适量摄取胆固醇是有益于健康的。

美国2016新版膳食指南的一个重大改变就是：取消了以往的膳食指南中，每日膳食中胆固醇摄入量应该在300毫克以下的限制。认为有关膳食胆固醇与血胆固醇水平的量化反应关系还需要进一步研究。《中国居民膳食指南2016》也推荐"吃鸡蛋不弃蛋黄""适量食用动物内脏，2~3次/月，25克/次"。这相对于以往宣传的、严格限制高胆固醇食物摄入的观点，是较大改变。

日本的健康食经

1988年，中、美、日三国营养学家在日本召开会议，讨论21世纪人类的膳食结构问题。会议一共讨论了7天，三国专家一致认为，日本现行膳食的营养结构是最合理的。

日本是长寿国家，日本居民之所以长寿，主要依靠"均衡、天然、生鲜、洁净"的健康食经。比如日本人食用生鲜食品的爱好使他们养成了清洁卫生的饮食习惯，在家就餐时一般采用分餐制，每个人的碗筷分开。日本人经常吃海产品、豆腐、酱汤等传统食品，加上西方的牛奶、酸奶等，搭配蔬菜，保持膳食平衡。另外，吃生鱼片用的佐料是日本芥末（天葵），像中国大蒜一样，具有强烈的杀菌作用。而且，日本还大力提倡减盐运动，再配合药物治疗，现在日本患脑中风的人数较20世纪60年代减少了一半以上。

2000年，日本提出以预防"生活习惯病"、减少壮年期死亡、延长健康寿命为目标的"健康日本二十一"计划，在9个领域（营养、饮食、运动、精神健康、吸烟、酒、糖尿病、循环器官病、癌症）提出了以加强信息提供、推行终生保健、完备健康设施为主要内容的《增进健康法案》。

日本的"膳食指南"造型是一个转动的"膳食陀螺"。自下而上，陀螺的尖部是乳制品与水果平分秋色，陀螺的第二层是肉、蛋等动物性副食，第三层是蔬菜等植物性食物，第四层是主食，即谷物和薯类。"膳食陀螺"顶层平台的中央有一个小柱子，代表油脂和饮水。

同时在"膳食陀螺"顶层有个特别的设计，也非常值得一提，那就是在陀螺顶层平台上，有一个绕着小柱子跑步的人，时刻提示我们生命在于运

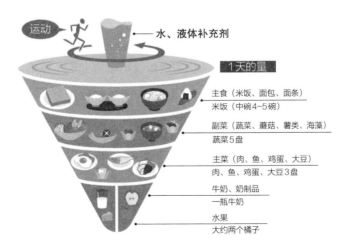

"膳食陀螺"的寓意是均衡的营养和运动能使生命的陀螺维持稳定

动。因为运动可加速肌体代谢，舒展身心，解除抑郁，提高食欲。适度的劳动与体育锻炼能刺激肌肉组织血管扩张，使毛细血管开放，减少阻力，使血压保持正常。并能够激活脂酶，促进脂肪燃烧；增加肌肉含水量，降低血液黏度。在阳光下的户外活动还能增强骨质，预防骨质疏松。

膳食失衡的危害不亚于烟草

2006年5月29日，荷兰国家公共卫生和环境局发布研究报告称，增加鱼、水果、蔬菜的食用量，减少饱和脂肪酸和反式脂肪酸的摄入量，可以挽救许多生命。

据数据统计，不健康的饮食习惯，不仅造成每年13000荷兰人因患糖尿病、心脏病和癌症而死亡，"肥胖病"每年还造成8000荷兰人因患心脏病和癌症而死亡。不良的饮食习惯还令许多病人长时间不能痊愈，其对健康造成的危害与吸烟一样严重！

目前1600万荷兰居民中，大约有75%的人蔬菜水果摄入量低于推荐量，但荷兰的人均肉类消费却高达83~85公斤/年，比推荐量高50%。这是典型的膳食失衡！荷兰大多数患严重疾病和死亡的病例都是饮食结构不合理造成的，这使40岁的荷兰人平均预期寿命缩短了1.2年，肥胖症使荷兰居民平均预期寿命缩短了0.8年。报告指出，如果荷兰成年人的体重平均能够降低3公斤，就可以避免25%因肥胖引起的疾病发生。

欧洲食品安全局局长科特尔就指出，此份报告将成为分析食品和饮食结构风险时的主要参考文件。因为仅仅保证食品安全是不够的，各国政府应当鼓励民众接受健康的饮食结构，提倡平衡膳食，以真正提高公众的健康水平。

第二章

传承中华民族传统膳食平衡智慧

食物是文化的载体，我们的先贤自古就强调"五谷为养、五果为助、五畜为益、五菜为充"的传统膳食结构，提倡含不同营养成分食物间的互补。

在欧洲做访问学者期间通过深入了解西方饮食发现，在欧洲少年儿童的膳食中，加工和半加工食品占据了很大比例，这与中国传统家庭烹饪形成了鲜明的对照。

但随着经济的发展，国民膳食结构也发生了巨大变化。调查表明，我国居民因食物单调所致的营养缺乏病，如儿童发育迟缓、缺铁性贫血、佝偻病等虽有所减少，但与膳食结构不合理相关的"慢性非传染性疾病"，如心脑血管病、恶性肿瘤的患病率却不断增加！

只有倡导平衡膳食的理念，坚持传统饮食结构，遵从古代先贤的教诲，引导少年儿童科学合理地进行食物消费，才能真正提高下一代的健康素质。

反复被验证的中国传统饮食结构

1989年，美国参议院史无前例地举行了有关营养问题的听证会，公布了由美国康奈尔大学、英国牛津大学、中国预防医学科学院在中国联合开展的耗时6年完成的膳食调查。这项调查结果令西方社会非常惊讶，因为，当时中国"慢性非传染性疾病"的发病率远远低于西方！虽然，当时中国人的饮食结构中没有丰富的动物性食物，但中国居民却很健康。听证会最后得出的结论是——中国的传统饮食结构是最健康、科学的！

中国的传统饮食结构不仅是由中国的农业文明、经济发展水平、人口等因素决定，同时也是中华民族几千年的生活实践，以及食疗保健经验积淀的结晶。

2006年12月，著名营养学家、美国康奈尔大学教授柯林·坎贝尔公布了他历时27年的研究结果，得出了石破天惊的结论，其观点发表在《中国健康调查报告》一书中。

柯林·坎贝尔完成的动物实验表明，安全的蛋白质来自植物，包括小麦和豆类，这类蛋白质即使摄入量很高也不会诱发癌症。而占牛奶蛋白质含量87%的酪蛋白，长期食用却能促发癌症，诱发心脏病、糖尿病、骨质疏松。为此他呼吁，中国以植物性食物为主的传统饮食结构才是健康的。

现实中，大量美国人都死于"富贵病"，而坎贝尔教授在对中国的健康调查中发现，营养失衡对"富贵病"的发生有巨大的影响。他明确提出，健康平衡的饮食可以大大地降低"富贵病"的危害。

坎贝尔教授对中国的健康调查研究不仅在设计上是全面的，得到的结果也是全面的。其研究结果拼出了一幅清晰完整的图像——只要选择正确的膳食结构，就能使患上"富贵病"的危险降至最小程度！这就是被誉为"营养学界爱因斯坦"的坎贝尔教授，对中国传统饮食结构所做的高度评价。

据2004年12月卫生部公布的《第三次国家卫生服务调查分析报告》估算，2003年，因健康引起的经济损失高达8000多亿元，这相当于当年国民经济总产值（GDP）的7%，这是一个非常巨大的数字！

我常常思考这样一个问题：中国有13亿人口，患病的不在少数，高昂的医疗费不仅让普通家庭难以承受，也会给国家带来巨大的经济负担。仅仅增加公费医疗投入与医疗保险，其实是治标不治本的办法。所以，我们必须坚持"预防为主"的方针，只有通过广泛的健康教育，倡导平衡膳食的理念，引导全民族科学合理地进行食物消费，才能以最低的代价，有效地提高全民族健康素质，保证国民经济的可持续发展。

传统中餐的食物搭配原则

古人用一首诗对中华民族的传统膳食进行了生动描述，即"五谷宜为养，失豆则不良；五畜适为益，过则害非浅；五菜常为充，新鲜绿黄红；五果当为助，力求少而数。"

诗中第一句话，"五谷宜为养，失豆则不良"，意思就是五谷杂粮营养丰富，尤其不能缺失豆类。根据现代营养学研究，谷类食物中缺乏赖氨酸，而赖氨酸是儿童发育时的限制性氨基酸，恰恰在大豆和豆类里非常丰富，所以要摄取豆类。

以木桶为例，如果其中有条木板很短，那么木桶盛装的水量就受到这条短木条的限制，这个短木条就是"限制性氨基酸"，这也是营养学中的"木桶理论"。古人说"失豆则不良"，难怪中国家庭日常饮食要经常做豆粥、豆包、烹饪豆类蔬菜等。

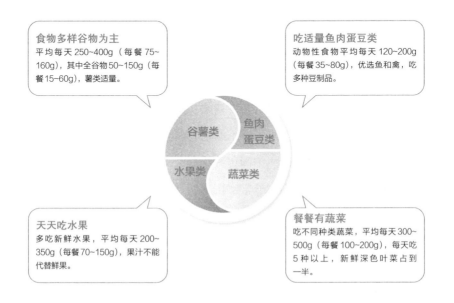

食物多样谷物为主
平均每天250~400g（每餐75~160g），其中全谷物50~150g（每餐15~60g），薯类适量。

吃适量鱼肉蛋豆类
动物性食物平均每天120~200g（每餐35~80g），优选鱼和禽，吃多种豆制品。

天天吃水果
多吃新鲜水果，平均每天200~350g（每餐70~150g），果汁不能代替鲜果。

餐餐有蔬菜
吃不同种类蔬菜，平均每天300~500g（每餐100~200g），每天吃5种以上，新鲜深色叶菜占到一半。

谷薯类　鱼肉蛋豆类　水果类　蔬菜类

第二句"五畜适为益，过则害非浅"，就是说肉类等动物性食物对健康是有益的，但一定要适量，一旦过量就是有害的，而且危害很大。根据英国营养学界的观点，一个人一天食用的肉类最好不要超过85克，就是一两半左右。

第三句"五菜常为充，新鲜绿黄红"，就是说蔬菜是充饥用的，自然就得吃够量。那么，中国人一天要吃多少菜呢？蔬菜400~500克，就是一斤左右。逛早市是中国人特有的生活方式，早晨就买新鲜蔬菜，还要选择各种颜色的蔬菜，这是中国人的传统，也是健康的生活习惯。建议家长多带孩子逛早市，不仅可以养成早睡早起的生活习惯，还可以认识多种食材，顺便让孩子参与食材选择。另外在买菜过程中让小学低年级孩子学会买卖计算，也是提高其生活能力的重要途径。

我们再来区分一下不同颜色对人体营养究竟意味着什么。比如，绿色蔬菜里有叶绿素和叶酸，叶绿素有很强的消炎作用，如果感觉上火，就要多吃蔬菜，少吃肉。另外，叶酸除了孕妇需要外，人类造血系统也需要叶酸；黄色就是胡萝卜素和类胡萝卜素，而胡萝卜素是维生素A的前体；红色就是番茄红素，番茄富含番茄红素，番茄红素是非常好的抗氧化剂，对疾病有预防作用。

第四句"五果当为助，力求少而数"，明确指出水果是不能代替蔬菜的，因为"水果是享受性食物，蔬菜是生存性食物"！很多人认为，既然没时间做饭，吃水果来维持人体需求也是可以的。这个观点非常荒谬！因为水果和蔬菜是完全不同的两种食物、两个概念，多吃蔬菜可以充饥，故有所谓"糠菜半年粮"之说，但水果是不能吃太多的，必须适量。

上面这首诗精辟地勾画出中国传统饮食结构的食物搭配原则，其论述全面，通俗易懂，可操作性强，非常实用，而且与现代营养学平衡膳食的理论不谋而合。

孙中山先生在《建国方略》一文中就说："我中国近代文明事事皆落人之后，唯饮食一道之进步，至今尚为文明各国所不及。"身为家长的朋友，要引导孩子树立对中华文明的自豪感，要有意识地传承中华传统饮食文化，不仅可以保持日常膳食平衡，让一代代人受益终身，同时也可以提升文化自信和自豪感。

《中国居民膳食指南》

我国于1989年首次发布了《中国居民膳食指南》，2016年又发布了新版膳食指南。新版指南由"一般人群膳食指南""特定人群膳食指南"和"中国居民平衡膳食实践"三部分组成。同时还推出《中国居民膳食宝塔（2016）》《中国居民平衡膳食餐盘（2016）》和《中国儿童平衡膳食算盘》等3个可视化图形，指导大众在日常生活中具体实践。

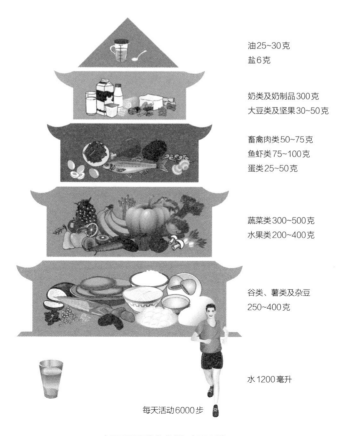

油25~30克
盐6克

奶类及奶制品300克
大豆类及坚果30~50克

畜禽肉类50~75克
鱼虾类75~100克
蛋类25~50克

蔬菜类300~500克
水果类200~400克

谷类、薯类及杂豆
250~400克

水1200毫升

每天活动6000步

中国居民膳食宝塔（2016）

　　该指南针对2岁龄以上的所有健康人群提出了6条核心推荐，分别为：食物多样，谷类为主；吃动平衡，健康体重；多吃蔬果、奶类、大豆；适量吃鱼、禽、蛋、瘦肉；少盐少油，控糖限酒；杜绝浪费。国民如能遵守指南中的原则，则营养状况和体质必将得到进一步改善。

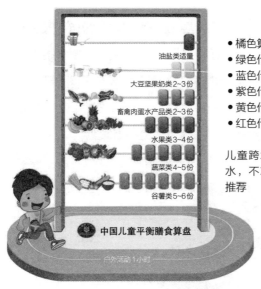

油盐类适量

大豆坚果奶类2~3份

畜禽肉蛋水产品类2~3份

水果类3~4份

蔬菜类4~5份

谷薯类5~6份

中国儿童平衡膳食算盘

户外活动1小时

● 橘色算珠代表谷物（5~6份）
● 绿色代表蔬菜（4~5份）
● 蓝色代表水果（3~4份）
● 紫色代表动物性食物（2~3份）
● 黄色代表大豆坚果奶制品（2份）
● 红色代表油盐（1份）

儿童跨水壶跑步，表达了鼓励喝白开水，不忘天天运动、积极锻炼身体的推荐

中国儿童平衡膳食算盘

如何科学配餐

　　一日三餐应该如何让孩子吃好呢？日常生活中最常见的误区就是"早餐要少、午餐要好、晚餐要饱"，这一观念虽深入人心，但其谬误却早已被指出，但还有许多人"早餐马虎，中餐凑合，晚餐全家福"。

　　一日三餐的科学分配要根据生理状况、学习及工作需要来决定，三餐营养能量要均衡，这也是膳食平衡的应有之义。如果一个人一天摄取500克主食的话，早晚也应各吃150克，中午摄取200克，即采用3：4：3的比例。但在现实生活中，许多人采用2：4：4，甚至1：4：5的分配比例。晚餐吃得过多，对健康有害无益。

科学配餐的原则如下：

·要确保膳食中的食物结构合理，各种食物所含的营养素种类齐全、数量充足、比例适当，专家认为，三大营养素即蛋白质、脂肪、碳水化合物，占总热量的百分比分别为10%～15%、20%～30%、60%～65%比较合适。

·一日三餐的能量分配要与工作强度相匹配，避免早餐过少、晚餐过多的弊病。热量分配以早餐占总能量的25%～30%、午餐占40%、晚餐占30%～35%较为适宜。

·要保证优质蛋白质和脂肪的供应：蛋白质除由粮食提供一部分外，总量的1/3～1/2必须由肉类、蛋类、大豆等食物供给。除植物油外，还应搭配部分动物脂肪，根据我们的实践经验，一份猪油与两份植物油熬制得到的烹饪用油是比较健康的。

·蔬菜、水果的供给量：每人一天总计约需600克左右，其中4/5为蔬菜、1/5为水果。蔬菜中要有一半是绿色或有色的叶菜，蔬菜品种应尽量多样化，包括根、茎、叶、花、果，如果新鲜蔬菜在烹调中维生素损失过多，则尽量轻烹饪，并应适当补充新鲜水果。

·注意保持各方面的平衡：主食搭配要做到粗细平衡、干稀平衡；副食调配要做到生熟平衡、荤素搭配平衡。由于烹调原料的品种、食用部位不同，所含营养素的种类和数量也不同。因此，只有通过科学搭配，才能使菜肴的营养更全面。荤菜方面，既要有四条腿的猪、牛、羊（任选一种），又要有两条腿的鸡、鸭、鹅，还要有一条腿的鱼类。素菜则要照顾到各类蔬菜都有，别忘了还要搭配豆荚类蔬菜、菌类和藻类。

中餐烹饪术的科学内涵

日常吃饭一是要保证营养平衡，二是烹饪要有滋有味。既要讲究营养，又要注重烹调技术。但现实情况往往是，学营养的不会烹调，而擅长烹调的却又不太懂营养。因此，建议家长们尽快学习相关营养烹调的小技巧，让孩子的餐盘营养健康又有滋有味。

家长必须清楚，食物经过加工、烹调和贮存，会损失许多营养成分。所以，除了食物的外观和味道外，科学合理的烹调方法也不能忽视，以便最大限度地减少食物中营养素的丢失。

中国人的爆炒菜肴爽口好吃，就是由于爆炒是在短时间内完成。由于瞬时高温，菜肴内部的温度低，因此能够保持营养素的活性。这种高低温结合的烹调方式，不仅有益于营养成分不受损失，还能满足蔬菜表面杀菌的需要，同时也减少了油脂的氧化。

爆炒菜肴时，由于从蔬菜的表面到内部存在温度梯度，可使菜品的成熟恰到好处。另外，爆炒的蔬菜中淀粉的糖化温度适中，还能呈现甜味。这些都充分说明中餐"爆炒"烹饪工艺，是有利于营养素吸收的先进烹饪方法。

主食的科学加工

小麦是古代从西方传入中国的，但中华民族的先贤接受了小麦，却拒绝了面包，这里面就蕴藏着先人的智慧。因为中国的主食馒头、米饭、面条等大都采用100℃左右的温度烹饪制成，这比烘烤温度要低得多！

在欧美国家，不仅油炸食物非常普遍，每个家庭厨房还必备电烤箱，烘烤面包等食物每天必不可少，烹饪温度常超过200℃。

而中餐面食的烹饪方法很多样，有蒸、煮、炸、烙、烤等。不同的加热方式，受热时间及烹饪温度的差异，造成食品中营养素的损失也不同。做馒头、包子、烙饼等食物时，蛋白质、脂肪和矿物质损失少一些，维生素损失也较少。而炸油条与炸油饼，因油温高又加碱，造成食物中的维生素全都被破坏，做面包的高温烘烤工艺同样也会破坏绝大部分维生素。

米类食物的加工也应选择以煮、蒸的烹饪方法为好。大米一般是需要淘洗的，然而营养素的损失与淘洗时间和淘洗时用力大小有关。搓洗愈重，淘洗次数愈多，浸泡时间愈长，各种营养素特别是水溶性维生素和矿物质的损失就愈大。因此，应根据米的清洁程度适当淘洗，切忌用热水浸泡。

夏天的天气比较热，很多人爱吃捞米饭，尤其小孩子觉得清凉适口，岂不知捞饭因弃米汤造成的营养损失很大。一般而言，捞米饭可损失掉67%的维生素 B_1，50%的维生素 B_2，还殃及蛋白质与矿物质。另外，把大米放在笼屉上直接蒸熟的方法也不可取，因为米汤直接流入蒸锅内，造成大量营养素丢失。

玉米中维生素的含量较低，且不易被吸收。如果在做玉米粥、蒸窝头、贴玉米饼时，在玉米面里加点小苏打，则制作出的食品的色、香、味与营养俱佳。

制作菜肴巧用水

人对水的摄取不仅来自饮水和饮料，也来自食物。天然食物一般含水量在65%～95%之间，蔬菜是含水最丰富的食材。天然食物中的自由态水含有许多对人体有益的物质，烹调时尽量不要让这部分水损失，所以，做菜馅时不要挤掉菜汁，是保护食物中营养物质不受损失的有效措施。

另外，有许多干货在烹调前需泡水进行发制处理，水能使这些原料吸水润胀后变得松软与嫩滑，容易入味。有人习惯将泡发干货后的水倒掉，其实这是一种损失，如泡香菇的水就可以用来做汤。

众所周知，做米饭时将米浸泡后再加热，米饭易熟而且口感好。同样，黄豆加工前如果用水浸泡，不仅易于烹调，也易于消化吸收。

有经验的厨师还会利用水的导热作用，将烹制油滑肉变为水滑肉，将油炒菜改为汤炒菜。比如，将炒菜花变为鸡汤煨菜花，炒油菜改用鸡汤或肉汤焯制。这样不仅味道鲜美，还减少了炒菜用油，是制作菜肴时降低油脂

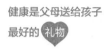

用量的绝佳方法。

蔬菜这样吃，营养不流失

蔬菜是中餐中维生素C、胡萝卜素和无机盐的主要来源，是国人三餐不能离的重要食物。但是放置时间过长、加热、浸泡、切碎、加碱、使用食具不合适，都会使蔬菜中的维生素C大量损失。

新鲜蔬菜洗切后与空气中氧气接触增加，故蔬菜切块要比切丝、切片造成的营养素损失少。另外，做菜最好用铁锅，烹调出来的菜肴不但色、香、味俱佳，还能增加铁元素的供给，可预防缺铁性贫血。因此，世界卫生组织（WHO）推荐家庭烹饪使用中国的铁锅。

任何蔬菜都应先洗后切，否则出于切口多，在洗涤蔬菜时营养素的流失会很严重。而且，不要将切好的蔬菜放在水里浸泡，也不要长时间放置后再烹炒。经测定，黄瓜切片后放置3小时，所含的维生素C损失量竟然高达40%~50%。

维生素C在60~80℃时最容易氧化，故西红柿、黄瓜、柿子椒等蔬菜宜做凉拌菜食用。另外，烹饪菜肴时应急火快炒。担心炒的菜不够熟或不够烂，将蔬菜用开水焯后再炒的方法，会造成维生素和矿物质的严重损失。

烹调蔬菜时加热时间不可太长，加水不能太多，锅盖不宜盖紧，才能保持蔬菜的绿色。菜炒好后应立即食用，实验证明，烹调好的蔬菜放置15分钟后，维生素损失25%，放置70分钟后则损失35%。

买菜要尽量选购新鲜蔬菜，其水分足、营养素含量高。另外，能带皮吃的蔬菜尽量不要去皮。

蔬菜存放时间不宜太久，更不要在烈日下暴晒或放在风大的地方，这样会使菜中的水分迅速丢失，维生素也易被破坏。总之，蔬菜最宜新鲜，空气、水、温度都会造成它的营养流失，所以从储存到烹饪都要格外细心，否则，只管充饥，不负责营养，就失去了蔬菜的应有价值。

肉、蛋类食品的科学烹饪

肉类所含的营养素随烹饪加工的方法不同而损失不同，不正确的烹调方法，会造成营养物质大量损失。如猪肉油炸后维生素损失最多，而清蒸、红烧、清炖次之，炒肉的营养素损失量最少。

煮蛋、蒸蛋和炒蛋的营养素损失少，煎鸡蛋造成维生素的损失最多。

炖肉、炖鸡要用冷水进行烹饪，能使可溶性维生素充分溶解于汤内。烹饪肉类时，部分营养素可溶于汤汁中，所以炖菜连汁带汤一起吃最合理。

不难看出，中国烹饪历来都是变化与创新之学。中国菜肴创造出数以万计的花色品种，正是有别于西餐和工业化食品的突出特点。家长要择机适当传授烹饪技艺，并在条件允许的情况下，保证安全的前提下，启发孩子走进厨房，亲自做一些力所能及的健康菜肴，对孩子的教育成长意义非凡。

第三章

日常膳食十大平衡原则

　　膳食只有搭配合理，保证营养均衡，才能满足孩子不同生长发育阶段的能量消耗与营养的需要，既不会因能量低而干扰生理功能和生命活动能力，又不会因能量过剩而发生肥胖。因此，做到日常膳食平衡就是孩子正常发育及家庭成员健康的根本保证，也是营养学追求的重要目标。

主副食的平衡

　　主副食的平衡非常重要，综观中医文献，自古常用精、气、神充足来描述身体健康。精与气是生命的支柱，"气"的繁体"氣"与"精"字中都包含"米"字，中华民族素有"世间万物米称珍"之语，可见先人从生活实践中已深刻认识到五谷杂粮是三餐不可离的主食，故要保证孩子主食的摄入量。

　　不同谷物的营养成分不同，所以要选择多种粮食，尤其注意粗细粮搭配。因粗粮消化吸收较慢，可延长饱腹感，餐后血糖上升速度也会比较慢。另外，像荞麦与莜麦（即燕麦）不仅膳食纤维丰富，而且对高血压和糖尿病还有食疗功能。孩子日常多吃些蔬菜、粗粮、红薯等食物，还可以保证大便通畅。

　　《中国居民膳食指南》提出，每个人每天最少要吃50～100克粗粮。我国在20世纪50年代曾大力推广"八五粉"，目的就是要坚持吃粗粮。而后来所谓的"富强粉"，就是加工中把许多有益的成分去掉，有些厂家还在面粉里添加"化学增白剂"，结果面粉中的叶酸、叶绿素、胡萝卜素这些微量生物化学活性物质全部氧化掉，对健康丝毫没有好处。目前国家已经禁止使用了。

中餐的主食是五谷杂粮和豆类，副食包括蔬菜、水果、菌类和藻类、肉类与禽蛋类，其特点是以植物性食物为主。因此，国际营养学界认为这是预防"文明病"的最佳膳食搭配。

荤素搭配的平衡

日常饮食中荤素保持平衡非常重要，终日膏粱厚味，饮食失衡，会严重危害孩子健康。

曾经接诊一位11岁小孩，体重60公斤，走路摇摇晃晃，在学校已经免上体育课。家长告知，两年前孩子就不吃蔬菜，天天吃炸鸡翅，一顿能吃10个。经过反复劝说，跟孩子交流，跟爷爷奶奶谈，跟爸爸妈妈沟通，让一家三代人必须接受平衡膳食的观念，改变饮食结构，大概用了半年时间，饮食习惯才得到初步纠正。

1997年到2002年，我国居民的日常十大类食物中，谷类和豆类的消费都在不断下降，而油脂、肉类、蛋类、禽类、白糖的消费全面增加！与此同时，我国居民各种代谢性疾病的发病率也显著上升。许多孩子变成"肉食动物"，不仅不吃蔬菜，主食也吃得很少，导致青少年的肥胖发病率不断增加。

那么，究竟吃多少肉才合适呢？一位电视台的编导专门来采访我，说他的孩子已经变成了"肉食动物"，一日三餐都得吃肉。他很急切地想知道，到底孩子吃多少肉才合适。

我没有正面回答他，只是让他数数自己有多少颗牙齿。众所周知，人类消化系统的特征与肉食动物截然不同，而与杂食习性的动物相像。古生物学家在判断动物的摄食种类时，首先要分析牙齿结构。因此，分析一下自己的牙齿比例就可揭开谜底。

人有32颗牙齿，其中白齿有20颗，用于磨碎谷物、豆类和其他种子类食物；切齿8颗，用于切咬果蔬；惟独4颗犬齿是为撕咬肉类食物所用。可见，不同牙齿的比例是白齿∶切齿∶犬齿=5∶2∶1。依此推算，食物中植物性食物与动物性食物的比例应该为7∶1。正是这个神秘的比例，凸显了人类合理的膳食结构。到底应该吃多少肉，一看便知。

中餐非常注重荤素的搭配，在实践中养成了"每食不用重肉"、节假日"打牙祭"等优良的饮食传统。在烹饪中也注重科学搭配，如素菜荤炒、荤菜素炒等。

美国的洛马·琳达大学医学院在"第七日创新计划"中，对272名加州居民进行观察发现，爱吃肉类食物的人，比素食者群体早老性痴呆症的发病率要高出一倍。所以，坚持"可一日无肉，不可一日无豆""青菜豆腐保平安"的古训，坚持荤素搭配平衡合理，才有利于健康。

食物杂与精的平衡

"杂食者美食也，广食者营养也。"中餐非常强调"食不厌杂"，从人类进化史看，食物的生物来源丰富才能保证膳食平衡，因为不同基因型的植物使得土壤中更多的营养成分进入食物链。众多长寿老人以素食为主，摄取食物多而杂，就很有说服力。

大豆素有"植物肉"和"绿色牛乳"之称，与谷物同时摄入可优势互补。孩子每日应摄入30克豆类，占膳食总量的10%左右比较合适。

孩子的日常膳食一定要摄入足量的蔬菜，因为蔬菜是膳食维生素、矿物质和膳食纤维的主要来源。不同品种的蔬菜，其营养成分差异也很大，因此，多种蔬菜搭配才能收到营养素互补的效果。孩子每日应保证摄入400克以上的新鲜蔬菜，绿叶菜要占1/2以上。

蔬菜可食部位不同，颜色的深浅不同，营养成分也存在差异。如大葱的葱白中几乎没有维生素A，维生素 B_1 和维生素C的含量也很低，不及葱绿的1/2；芹菜的菜叶比茎中含的维生素A和C要高很多；小白菜的菜叶含的营养成分也比菜的茎高。蔬菜的营养价值按照颜色排序如下：深绿色>绿色>红紫色>黄色>白色。一般而言，深色的蔬菜富含生物活性物质，抗氧化能力比较强。

水果富含有机酸和多种生物酶，能帮助消化，促进食欲，增强胃肠蠕动，有利于排便。所以，孩子每日摄食100～200克水果为宜，也不宜过多。

美国通用食品公司曾研究发现，"杂食好处多"。夏威夷大学对一万名该地居民膳食营养成分的研究结果也表明，摄取的食物种类越多，维生素和矿物质就越容易达标。因为，有杂食习惯的人能从各种食物中摄取营养，比偏食的人更健康。著名营养学家李瑞芬就曾指出：为保持身体健康，每天要摄入30种以上的不同食物。

人类食用的植物性食物有七大类，包括谷类、豆类、薯类、蔬菜类、水果类、真菌类、藻类；动物性食物有六大类，包括肉类、蛋类、奶类、禽类、鱼类和甲壳类。大自然有如此丰富的食物可供人们选择，所以我们更要注重培养孩子从小养成"杂食"的习惯，保证食物生物来源的多样性。

食物"四性"的平衡

中国人认为食物有"四性五味"，什么是食物的"四性"呢？就是"寒、热、温、凉"四性。比如，海鲜大都是食性寒凉的食物，吃螃蟹的时候就需要搭配一碗生姜末、红糖与醋，这样就可以保证食性的平衡。如果没有搭配生姜，因螃蟹的食性寒凉，胃肠功能差的人就容易腹泻。

清代名医黄宫绣说："食物入口，等于药之治病同为一理，合则于人脏腑有宜，而可祛病卫生；不合则于人脏腑有损，而即增病促死。"天然的食物均有"寒、热、温、凉"四性之分。如绿豆性寒无毒，可清热解毒；菊花则苦平无毒，有清热明目之功；羊肉大热无毒，补虚祛寒，效同人参；西瓜寒凉，有"天生白虎汤"之名，适用于发热口渴、尿赤患者的食疗。

中国传统膳食结构强调"平衡膳食、辨证用膳"，提倡含不同营养成分食物的互补。如在阳气生发的春季，饮食应清淡，可配荸荠、橘子、甘蔗，同时常服食绿豆汤与绿豆芽，取其清淡甘凉的食性。

夏季暑热、出汗多，贪食生冷易伤脾胃，宜食甘寒利湿、清暑、少油之品，如西瓜、冬瓜、白兰瓜，常饮绿豆汤，并以灯芯、竹叶、石膏、酸梅、冰糖煎水代茶，取其祛湿养阴与益气之功。

患病时选择食物也需要考虑"四时"的气候，同样是外感风寒，以辛温之物发汗，葱根与生姜煎水宜在冬季；而在盛夏季节则需用鲜藿香叶加冰糖煎水代茶，避免用葱姜，以免有辛温之弊。

秋季气候燥盛，应配以桑叶、菊花、芦根等生津润燥之物。这种不同季节的食物选择，正是基于对食物的食性与功能的了解。

要保证阴阳平衡，就要关注食物的"寒、热、温、凉"四性，总之，有利于阴平阳秘者为宜。

痰湿体质的孩子注意要忌油腻；阴虚燥热体质的人要忌辛辣；阴气不足、阳气有余的孩子要忌食大热峻补之物；尤其不宜盲目进补。素来胃寒、喜用手按腹部的孩子要忌食生冷。总之，饮食调理的原则就是"虚则补之，实则泻之，寒者热之，热者寒之"。

体质偏热，发烧、有炎症的孩子一定要忌食羊肉，以免火上浇油。体质虚寒、胃寒与哮喘的孩子，则要忌食猪肉、鸭肉、绿豆、竹笋等食性寒凉的食物。

食用高蛋白、高脂肪的食物容易使孩子"上火"，导致旧病复发。患皮肤病与哮喘病的孩子一定不要吃虾蟹、鲤鱼、公鸡等"发物"。

饮食"五味"的平衡

日常膳食中，甘、酸、苦、辛、咸五味调配得当，才能保持健康。中医认为"辛散、酸收、甘缓、苦坚、咸软"，辛味宣散、行气血、润燥，可用于治疗感冒、气血瘀滞、筋骨寒痛、痛经等，典型的饮品有生姜红糖饮、鲜姜汁等；甘味可补益和中、缓急，如糯米红枣粥可以治脾胃气虚，羊肝、牛筋可用于头眼昏花的食疗；酸味有收敛固涩作用，可治疗出虚汗、泄泻、尿频等症状，如乌梅能涩肠止泻，加白糖做成的酸梅汤可生津止渴；苦味则具有泄下的作用，用于热证与湿证的食疗，如苦瓜可清热、明目、解毒；咸味有软坚散结、润下的作用，可用于治疗热结不利，如海带能消痰利水，海带绿豆汤则可治疗热痒。"五味入口，各有所归"，描述了五味各归其经的营养生理现象。

2500年前，中国第一部医学典籍《黄帝内经》就阐述了过量食盐的危害，指出"味过于咸，大骨气劳，短肌，心气抑"。20世纪80年代全国高血压抽样普查发现，北京市约1/5居民患高血压。与"南甜、北咸"的饮食习惯正相对应，高血压患病率也存在规律性的变化——全国自北至南呈现明显下降的趋势！据高血压患病率统计，天津高于上海，上海高于广州，而北京是广州的4.4倍！

2007年，我与鲍善芬教授曾到巴马考察发现，巴马居民喝"火麻汤"、吃碎豆子与蔬菜一锅同煮的"合渣"。做菜的时候基本不放盐，只是在小盘子里放一点点盐，吃的时候稍微蘸一下。当地老人都很健康，109岁的百岁老人照样劳作，谈话清清楚楚。不难看出，正确的饮食结构对健康长寿具有决定性作用。

世界上吃盐最少的民族是生活在北极圈里的爱斯基摩人，他们一天平均只吃4克盐，高血压发病率也只有4%。世界上吃盐最多的地方是日本北海道的秋田地区，由于该地区居民有吃咸鱼的习惯，平均每天摄入26克盐，

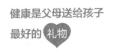
当地居民高血压发病率高达38%！

世界卫生组织（WHO）要求每个人每天的吃盐量应控制在5克以下。因此，让孩子从小改变"口重"的饮食习惯，是预防日后发生高血压的重要手段。

就餐速度快与慢的平衡

古人云，"食宜细缓，不可粗速"，要充分发挥牙齿的咀嚼作用，如果食物不嚼细了就咽下去，胃的负担就会加重。俗话说，"若要身体壮，饭菜嚼成浆"。中医《养病庸言》一书指出："不论粥饭点心，皆宜嚼得极细咽下。"

咀嚼是食物消化吸收的重要环节，细嚼慢咽能使唾液大量分泌，唾液中的淀粉酶可降解食物中的淀粉，溶菌酶和分泌性抗体可以杀菌解毒。缓慢进食能使胃、胰、胆等消化腺受到和缓的刺激，"狼吞虎咽"则会使消化器官难以适应。

中医古籍称：每口饭咀嚼50次后再吞咽，是治疗胃病最简单有效的方法。我们的体验发现，每口饭咀嚼20次后再吞咽是比较容易做到的，而且非常有利于保护胃肠功能。可以尝试一下，当进餐速度慢，吃一口馒头后仔细咀嚼。因为在咀嚼的过程中淀粉酶已经把馒头中的淀粉降解了，变成了葡萄糖，所以会觉得馒头越嚼越甜。

细嚼慢咽还能控制进食量，因为葡萄糖吸收以后，血糖水平就会升高，当血糖升高到一定程度，大脑食欲中枢就知道"吃饱了"，此时就会发出停止进食的指令。而那些吃饭速度快的人，大脑还没明白，就稀里糊涂全吃进去了。20世纪60年代，周恩来总理曾经指示，大学生每顿饭的进食时间不得少于15分钟。

中医称唾液为"津液"，唾液腺每天要分泌1～2升唾液，其含球蛋白、粘蛋白、氨基酸、溶菌酶、淀粉酶、生长激素、钾、钠、钙等各种生物活性物质。唾液有助消化，具有抗菌、抗衰老、消炎、提高免疫力等功能。进餐时细嚼慢咽，让唾液将食物充分浸泡拌匀后再咽下，有预防消化道癌症的作用。唾液具有使致癌物转化为无害物质的解毒功能，将唾液加入到强烈致癌物中，上述正常细胞的致突变性在30秒内就完全丧失。此外，对化学合成色素、防腐剂等化学添加剂，唾液也有明显的解毒作用。因此，要让孩子养成细嚼慢咽的进食习惯非常重要。

进餐时间和饥与饱的平衡

"一日之计在于晨"，不吃早餐的危害很多。比如，由于夜间睡眠时分泌的胃酸需要食物中和，不吃早餐，胃酸就会刺激胃壁，天长日久易发生溃疡。还有，不吃早餐，胆汁无法从胆囊排出，浓缩后易出现胆固醇结晶，是胆结石的成因之一。

"欲得小儿安，需带三分饥和寒"，要教育孩子掌握"吃七八分饱"的原则，坚持三餐定量。古人云"饱生众疾"，原因是饱腹时因营养过剩，细胞膜增厚，血液和组织中吞噬细胞与淋巴细胞的敏感性降低，导致免疫功能下降。《东谷赘言》称："多食之人有五患，一者大便数，二者小便数，三者扰睡眠，四者身重不堪修养，五者多患食不消化。"苏东坡倡导的"已饥方食，未饱先止"，应成为孩子日常饮食的座右铭。当然，"饥"不可太饥，"饱"不可太饱，这就是"饥"与"饱"的平衡。

《千金要方》指出，"食欲少而数，不欲顿而多"，提倡适度进食。吃东西要有张有弛，如果中午吃多了，晚上就得少吃点，至少在一天之内保持平衡。

晚餐"少吃一口，舒服一宿"是很有道理的。日本的研究发现，胃癌患者中有38.4%的人都有吃夜宵的习惯。难怪苏州地区民间有句谚语："常吃夜宵，就要准备少吃'年夜饭'。"

奥地利的科学家临床研究发现：如果晚饭吃得太饱，就会导致"睡眠激素"——松果体中褪黑素的分泌减少，从而影响睡眠。古人说，"须知一日

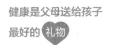

之忌，暮无饱食"，特别是"饱食即卧，乃生百病"。饭后倒头就睡，食物滞留胃中，无异"睡以待病"。因为睡眠时组织器官都进入代谢缓慢的"休息"状态，此时却强迫胃肠道"紧张工作"，就容易导致胃溃疡的发生。

就餐时的情绪平衡

外出就餐时常常会发现，许多高级饭店的餐厅里都在播放轻音乐，其目的就是为了让就餐者能够在轻松、愉快的环境中进食。

人除了大脑以外，还有一个一直被人们忽视的"腹脑"。腹部的神经系统神经细胞的数量与大脑相似，大约有一千亿个神经细胞。毒素进入胃肠道后，"腹脑"最先察觉并产生保护性反应，同时向大脑发出警报。所以吃了有毒的食物后就会呕吐，而生了气就会感觉胃疼，这都是"腹脑"的保护性反应。因此，要让腹脑愉快，它才能正常工作。

"胃以喜为补"是清代杏林巨匠叶天士的名言，其包括了两层含义，一是强调食物的适口性，二是强调食物应为人之所宜、为人之所喜，即食物要符合就餐者的生理需要和心理需要。

"食后不可便怒，怒后不可便食"，平静愉快的情绪有利于消化。所以，吃饭的时候不要训斥和批评孩子，一切反常的情绪都应避免，这样才能让孩子集中注意力，把每顿饭吃好。

膳食的冷热平衡

中医强调"食宜暖"，进食生冷的食物会损伤脾胃，"微则为咳，甚则为泄"。古代有句话叫："热食伤骨，冷食伤肺，热无灼唇，冷无冰齿。"就是告诉我们"热的食物别烫嘴，冷的食物别凉牙"，这样就掌握好了膳食的冷热平衡。

进食和体温相近的食物可以保护肠胃功能。食物的温度太高不仅容易烫伤口腔黏膜，还会烫伤食道，食道烫伤后会留下斑痕，造成炎症。

相反，也绝不能让孩子吃太凉的食物。欧美居民之所以爱喝冰水，是因为摄入的动物性食物过多，胃火太盛的缘故。一些家长仿效西方生活方式，喝水加冰块、冬天吃冰激凌，造成少年儿童脾胃功能失调者不在少数。同时，过食寒凉之物，会严重干扰"腹脑"的功能，由于"腹脑"是负责"情商"的，所以抢食凉物已成为诱发儿童"自闭症"发生的重要原因之一。

另外，"饥时勿急，空腹忌冷"，特别忌讳狼吞虎咽和空腹时吃生冷的食物，还有许多孩子饿着肚子吃冰激凌，这种行为必须纠正。

就餐前后的动静平衡

食前忌动，食后忌静。《论语·乡党》篇曰："食不语，寝不言。"《千金翼方》指出："食勿大言""及饥不得大语"。说明古人主张食前及进食中间宜静而专致，不可高谈阔论、过于分心，以便于纳谷和消化。

就餐者的进食量与体力活动要保持平衡，即每个人摄入食物获得的热量，和身体运动燃烧消耗的热量之间要保持平衡。曾有人做过一个实验，用一个大天秤，让一个人坐在一边，另外一边放等重的东西，使左右保持平衡。实验发现，随着时间的流逝，人坐的这边会慢慢地变轻。

人体有个重要的生理指标叫"基础代谢率"，就是指人在平静的时候能够燃烧和消耗掉多少热量。有些人吃得挺多也不容易发胖，而有的人喝凉水也长胖，这就跟人体的"基础代谢率"有关。人体的能量消耗包括基础代谢、体力活动和食物的热效应。"基础代谢率"低的孩子，由于热量容易储存，身体就容易发胖。如果摄入的热量超过肌体消耗量，就必然导致肥胖。一个成年人只要每天额外摄取4000千卡热量，体重就会增加400克左右。

一次我外出讲课，发现这个单位没有胖子，原来其办公楼中没有电梯，大家每天工作都要上下爬楼梯。由于上一个台阶要消耗0.1千卡热量，而下一个台阶要消耗0.06千卡热量，所以，正是运动有效预防了肥胖。香港卫生署健康教育处编了宣传口号，贴在许多办公大楼的电梯旁，内容是"爬楼梯、长气力，坐电梯、伤身体"。

俗话说，百练不如一走。有一次跟老一代营养学家李瑞芬教授在北京医院开会，那天供应的午饭很丰盛，李教授吃了不少。等送她回家时，她说："请在离我家1.5公里的地方停下来，我得走回去。因为今天中午吃多了，要通过运动把热量消耗掉。"李瑞芬教授95岁时还神采奕奕，就是因为她始终注意坚持进餐前后的动静平衡。

第四章

人体需要的各种营养素

李时珍说："饮食者，人之命脉也。"食物与阳光、空气、土壤一样，是人类赖以生存的物质。人类为了维持生命与健康，进行正常生活与劳动，每日必须摄取一定数量的食物，以获取各种营养。孩子缺不缺营养？是很多家长关心的问题。其实，身体会有意无意地发出种种营养缺乏的信号，只要家长了解各种营养素的特点，就能够找出应对之策。

人体必需的七大营养素

20世纪现代营养学的最大贡献，就是建立了平衡膳食的理论。现代营养学研究已经发现了基本的营养素，并建立了各种营养素的需求标准。最初认识了三大营养素——蛋白质、脂肪、碳水化合物，随后又认识了维生素、微量元素、矿物质、膳食纤维。

蛋白质是生命的物质基础，是构成、更新、修补人体组织和细胞的重要材料；并且参与物质代谢及生理功能的调控，保证肌体的生长发育、繁殖，并供给能量。

脂肪是人体能量的重要来源，能够协助脂溶性维生素的吸收，并且保护和固定内脏，防止热量散失，可以维持体温。

碳水化合物则是人体主要的能源，人体所需能量的70%以上是由碳水化

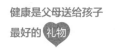

合物供给的，它也是组织和细胞的重要组成成分。

维生素是维持人体健康必需的，但因许多维生素由于体内不能合成或合成量不够，所以必须从食物摄取。维生素分为脂溶性（维生素 A、D、E、K）和水溶性两大类，对维持人体正常生长发育和调节生理功能至关重要。

矿物质是骨骼、牙齿和人体组织的重要成分，能激活体内的许多激素，并且维持主要的生物酶系统，有调节生理生化功能的作用。

微量元素在体内含量虽然不足万分之一，却发挥着非常重要的生理生化功能。由于微量元素人体不能自身合成或产生，在某种意义上，比维生素更为重要、更难获取。

膳食纤维是植物性食物中不能被消化吸收的成分，它能促进肠道生态微生物菌群的繁殖，可以预防便秘。并能降低血液中胆固醇，以及加强对葡萄糖的吸收。

上述人体必需的七大营养素都存在于食物当中，所以，只要保持健康良好的饮食习惯，不挑食、不偏食，保证食物来源多样化，就能够保证孩子各种营养素的正常摄入。

水是人体需要的最基本的营养素

水是人类赖以生存的最重要的物质，没有食物可以存活几周，但没有水，几天后就会死亡。但在美国颁布的首个"食物指南金字塔"中，并没有将最重要的营养素饮用水列在基座中，说明营养学界也曾经存在对水的忽视。

自然界的水中富含矿物质与微量元素等成分，是人体摄取矿物质与微量元素的重要来源。人体的组织构成成分中2/3以上是水，水是调节体温所必需的，并能够传送养分到体内各处，同时参与体液的循环（如血液和淋巴液）、参与尿液的形成，以排泄体内代谢产生的废物。所以，水是维持生命与健康所必需的。孩子绝对不能够缺水，要让孩子养成每天早晨起床后喝一杯白开水的好习惯，上学时也一定要带饮水杯，而且不要等到口渴了再饮水，养成频繁小口喝水的习惯。

蛋白质是生命的物质基础

蛋白质的拉丁文原意是"头等重要的"，可见，它是生命活动中重要的物质。蛋白质占人体重量的16%～20%，发挥着重要功能。

蛋白质的基本组成单位是氨基酸，各种氨基酸分子以不同组合连接在一起，构成了蛋白质分子。常见的氨基酸约20种，其中有8种人体无法自身合成，必须从食物中摄取，故被称为"必需氨基酸"，包括色氨酸、苏氨酸、蛋氨酸、赖氨酸、缬氨酸、亮氨酸、异亮氨酸、苯丙氨酸。对婴幼儿来说，还要包括组氨酸。一般而言，食物蛋白质的氨基酸组成与人体的蛋白质组成越接近，营养价值就越高。

蛋白质缺乏是儿童发育不良的重要原因之一，肉、蛋、奶、大豆是优质蛋白质的来源，缺乏肉类、牛奶和鸡蛋，可导致儿童生长迟缓。同时，普遍接受的观点是：相同体积的植物性食物所提供的能量要低于动物性食物，由于儿童的胃容量有限，所以完全吃植物蛋白也不可取。但应注意日常摄取肉类蛋白的比例要适当，不宜过量。

"物无美恶，过则为灾"，蛋白质虽然重要，但过量摄入也会带来不良后果，因为吸收的过量蛋白质要从肾脏排出，会加重肾脏的负担。食物中过多的蛋白质转化为热能或脂肪后，也会进一步加重消化器官、肝脏与肾脏的负担，长此以往甚至会诱发慢性病。

孩子和家长可以参考我国居民每日膳食中蛋白质的摄入量标准：学龄前儿童40～50克，7至13岁少年儿童60～80克，14至18岁75～90克。

肉类食物

人类食用的畜肉主要是猪、牛、羊肉，还有马、驴、兔、狗、骆驼肉等。普通大众有个误解：一提到肉，就误认为"肉"等同于是"脂肪"。其实，畜肉中含较多优质蛋白质与丰富的脂类、足量的 B 族维生素与微量元素，适当进食肉类对儿童体力与智力发育均有所补益。

谈猪肉不必"色变"

不可否认，猪肉是中国孩子目前吃得最多的肉类！孩子 1 岁龄后，家长在吃饭时就会加点用瘦猪肉做的肉松。中医认为，猪肉"味甘、咸，性平，入脾、胃、肾经，滋阴润燥，益气"。凡病后体弱、面黄羸瘦的孩子，皆可炖排骨汤滋补。猪肉中的维生素 B_1 含量丰富，能促进糖分转化成能量，帮助消除疲劳。

日本琉球大学的研究发现，猪肉如烹煮得宜，亦可成为"长寿之药"。国内调查也发现，某地 80 岁以上的长寿老人经常吃猪肉，其烹饪方法是：先将猪肉煮两三个小时，然后加入海带或萝卜，再用文火炖一个小时，做成汤菜食用。实验发现，猪肉经长时间炖煮后，脂肪会减少 30%～50%；其中不饱和脂肪酸有所增加，胆固醇有所降低，还能够产生牛磺酸。所以，该汤菜也适于少年儿童。当然，猪肉不宜多食，*成人每天 80～100 克为宜，儿童每天食用 50 克瘦肉即可。*

健脾养胃，治虚劳的牛肉

古代先贤认为"黄牛肉补气，与绵黄芪同功"。常食牛肉可使身体强壮，故虚弱者最宜。中国牛肉的消费量仅次于猪肉，牛肉的蛋白质含量高，脂肪含量低，味道鲜美。家里有身体瘦弱的孩子与老人，都可以给他们炖牛肉汤补一补。

牛肉多采用炖、煮、焖、煨、卤、酱等烹调方法，采用长时间加热，把牛肉彻底炖烂，孩子食用时就容易吸收。中医认为，牛肉"甘、平，入脾、胃经，补脾胃，益气血，强筋骨，补中益气，化痰息风"。牛肉还有暖胃功能，寒冬季节食用牛肉不失为一种补益佳品。牛的背腰部与臀部肌肉是较嫩的部位，由于肌肉纤维斜而短，结缔组织少，故可将牛肉顶刀切成肉丝与肉片，采用爆炒的方法、旺火速成，加工成各种适合孩子食用的菜肴。

*牛肉蛋白质中的氨基酸组成，比猪肉更接近人体需要，能提高孩子的抗病能力。*此外，牛肉所含微量元素铁及维生素 E、维生素 B_{12} 的含量在肉类中首屈一指，常吃牛肉能预防贫血。

羊肉是孩子冬令滋补佳品

《本草纲目》称"羊肉补中益气，性甘，大热"，中医认为"羊肉效同人参"，中医历史上第一个食疗方就是"生姜当归羊肉汤"。海南岛有句民谚，"冬季吃了东山羊，少穿一件棉衣裳"。所以，秋冬交季时给孩子喝羊肉汤，可增加孩子的御寒能力。

羊肉中富含左旋肉碱（2.1 克/千克），可促进体内长链饱和脂肪酸的燃烧，增加热量供应。羊肉有山羊肉、绵羊肉之分，羊肉"甘、温，入脾、肾经"。李时珍认为"羊肉能暖中补虚，……治虚劳寒冷，五劳七伤"。羊肉作为补阳佳品，最适于冬季食用。但因羊肉有膻味，故常被一部分人冷落。但烹饪时，可在 1 千克羊肉中放入 10 克甘草，再加入适量料酒、生姜、花椒后，文火炖煮，这样既能除掉膻味，又可以保持羊肉风味。

需要注意的是，春季气候燥热，吃羊肉容易"上火"，故此时要少吃羊肉。

有益健康的禽肉

"禽"为鸟类的通称。《本草纲目》收载禽类食物约 80 种，包括鸡、鸭、鹅、鸽、鹌鹑等。

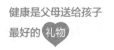
鸡肉味甘性平，肉质细腻、滋味鲜美，易消化，滋补养身。体质虚弱、病后恢复期的孩子，炖鸡汤作补品更为适宜，尤以乌骨鸡为佳。

许多爱吃炸鸡的小朋友都成了小胖墩，原因就在于鸡油炸后含油量更高。一般来说，集约化饲养的鸡脂肪含量高达22.8%，接近1/4都是脂肪！鸡皮的脂肪含量很高，鸡翅是注射药物的部位，而且此处鸡皮较多，孩子不要食用，以免摄入过多脂肪与药物残留。

"水禽"鸭子的食性相对寒凉，幼儿不宜多吃，但少年儿童可适当喝些老鸭汤、吃点鸭肉。鸭肉蛋白质的含量比畜肉高，脂肪含量适中。鸭子的食物多为水生植物，故中医认为鸭肉"味甘、性寒，入脾、肺、肾经，有滋阴养胃、利水消肿、健脾补虚之功"。病后体虚、食欲不振的少年儿童可选择食用。《本草纲目》称："鸭，水禽也。治水利小便，宜用青头雄鸭。治虚劳热毒，宜用乌骨白鸭。"

自古民间就有"喝鹅汤，吃鹅肉，一年四季不咳嗽"的说法。中医认为鹅肉"性平，益气补虚，和胃止渴"。《本草纲目》称鹅肉能"利五脏，解五脏热"。适当吃些鹅肉、喝些鹅汤，有益于预防咳嗽，保持健康。鹅血的药用价值很高，受到历代医家推崇，明末清初著名中医张石顽在其所著《张氏医道》一书中，就记载了食用鹅血成功治疗食管癌的病例。

有利智力发育的鱼肉

鱼类的品种繁多，鱼肉的味道滑嫩鲜美，无论食肉或做汤都清鲜可口。海水鱼与淡水鱼的营养成分大致相同，少年儿童常吃鱼，智力的发育会比较好。鱼肉蛋白质的氨基酸组成与人体蛋白质相近，含量也比畜禽肉高，含水分也比较多，而且肉质细嫩，容易消化吸收。自古有许多用鱼烹制的食疗方剂，比如小儿消化不良，可用鲈鱼与葱、生姜煎汤服食。

科罗拉多大学研究发现，海鱼中ω-3系列多不饱和脂肪酸与牛磺酸的含量要比淡水鱼高，有糖尿病家族史的孩子，多吃海鱼等富含ω-3系列多不饱和脂肪酸的食物，还可降低患糖尿病的风险。

7岁以下儿童，体内的ω-3系列多不饱和脂肪酸含量比较低，需要多吃含量丰富的食物进行补充。鱼肉消化吸收率高达96%，其富含脂溶性维生素A和D，这些成分都能促进脂代谢，减少糖尿病发生。

烹饪海鱼最好采用清蒸的方式，不仅营养成分不会流失，还易于消化。

日常烹饪如何选择肉类

肉类依据颜色可分为三类：第一类为色泽鲜红或暗红的肉，如猪肉、牛肉、羊肉等。第二类是呈肉色或嫩白色的肉，包括鸡肉、鸭肉、鹅肉、兔肉及鱼肉等。第三种是白色或近乎无色的肉，包括水生贝类如蛤肉、牡蛎、蟹肉等。

浅色和无色的肉中，饱和脂肪酸与胆固醇含量明显低于红肉。故给孩子选择肉类食物时，可参考以下原则："吃四条腿的不如吃两条腿的；吃两条腿的不如吃一条腿的。"四条腿的指猪、牛、羊，两条腿的指鸡、鸭、鹅，一条腿的则指鱼类。鱼类富含蛋白质、脂肪含量低，所以食用猪、牛、羊肉与家禽，就不如食用鱼肉。

另外，还有一些关于"食肉"的提示，比如，鹅肉和鸭肉的脂肪对心脏有益；鱼肉蛋白质的吸收率高，对儿童、老人及虚弱者更适合；与鱼肉相比，虾肉里面的钙和镁则更加丰富。因此，为孩子选择肉类食物时，可向禽类、鱼类，以及体积小、颜色浅的虾类和贝壳类食物倾斜。当然，给孩子配餐时，更不要刻意选择某一种肉食，而应遵循食品多样化的原则适当搭配为宜。

常吃加工肉制品有损健康

许多肉制品在加工过程中广泛添加复合磷酸盐，将其作为"保水剂"可使肉制品口感软嫩，出品率高。但肉食中的磷酸盐过量会使孩子体内钙、磷比例失调，导致骨骼中钙的流失。持续时间过长，就会造成发育迟缓，甚至

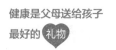

造成骨骼发育畸形的后果。

亚硝酸钠有防腐作用，并能够抑制肉毒素生成，作为发色剂和防腐剂在肉制品生产中广泛应用。添加亚硝酸钠的肉受热后呈淡红色，能增进食欲。但如果亚硝酸钠过量，会使血管和运动中枢、呼吸中枢麻痹，并且出现高铁血红蛋白症。

加工肉制品还会加入各种食品添加剂，包括稳定剂、增稠剂、增味剂、化学合成香精、防腐剂，等等。所以，少年儿童要尽量少吃。

禽蛋类

蛋类包括鸡蛋、鸭蛋、鹌鹑蛋、鹅蛋、鸽蛋等。鸡蛋富含维生素、矿物质及优质蛋白质，鸡蛋蛋白质的氨基酸组成与人体白蛋白非常接近，其营养品质仅次于母乳。

婴儿开始添加辅食时，可以将熟蛋黄用温开水或小米熬的米汤稀释成糊后喂食。《本草纲目》称："鸡子黄补阴血，解热毒，治下痢甚验。"吃鸡蛋对孩子生长发育有好处，孩子每周吃5~10个比较适宜，食用煮鸡蛋或蒸蛋羹比较好。

不同禽蛋的营养差异不大，鸡蛋的蛋白质利用率最高。鸭蛋蛋白质的含量与鸡蛋相近，但蛋氨酸和苏氨酸含量较高。另外需要注意的是，煮鸭蛋要在沸腾后再煮15分钟，以防沙门氏菌感染。

鹅蛋的蛋白质含量略低于鸡蛋，其脂肪、胆固醇、磷、铁的含量比较高，适合体虚、贫血的孩子食用。鸽蛋钙、铁的含量高于鸡蛋，适合补益与养颜润肤。鹌鹑蛋的卵磷脂含量是鸡蛋的3~4倍，对保护孩子肝脏及增强记忆力有帮助。

合理消费乳制品

《育儿宝典》作者、美国著名小儿科医师班本杰明·史巴克指出：牛奶中的饱和脂肪含量过高，不易被人类吸收，过量食用还易导致血栓发生，容易造成幼儿听觉和呼吸系统的损伤，使婴儿尿频。现在市场上的乳制品琳琅满目，如何给孩子选择是需要认真对待的问题。

根据联合国粮农组织（UFO）提供的数据，肉类与奶制品约占美国居民食物总摄入量40%，虽然乳品企业花费了数千万美元吹嘘牛奶对减肥的好处，并不遗余力地推出各种低脂牛奶，但美国一项对1.2万名9～12岁的儿童进行的研究结果证实，每天饮用3次以上牛奶的孩子，更容易患"肥胖症"。

2014年4月5日，中国之声《新闻晚高峰》报道，超市里琳琅满目的儿童牛奶被冠以采用独特配方，补充钙、铁、锌等元素，能开发智力和强筋壮骨。但绝大多数产品却都含有食品化学添加剂（最少4种、最多10种），包括柠檬酸钠、阿斯巴甜、黄原胶、食用香精等。比如，"磷酸钠类添加剂"就能够让牛奶的口感好，但却会妨碍钙、铁、锌等元素吸收，增加肝、肾的负担。因此，家长有义务引导孩子识别各种乳制品，并且懂得乳制品消费必须理性与适量的原则。尤其不能让孩子在日常生活中把牛奶当水喝。

喝奶补钙，到底行不行？

1920年，哥伦比亚大学研究发现，过量摄取动物蛋白质会增加骨钙流失，是诱发骨质疏松的重要原因，这个科学论断此后被许多国家的研究多次证实。所以，补钙绝对不能迷信牛奶和奶制品。

选择含钙较高的植物性食物，如坚果和豆荚类蔬菜，豆腐和豆制品就是非常好的选择。值得强调的是，芝麻酱中含钙非常高（780毫克/100克），其

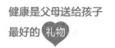

钙含量接近乳酪。让孩子每天早饭吃一勺芝麻酱，是较好的补钙方法。

美国民众对政府制定的《膳食指南》中强调乳制品的作用一直存在争议，甚至被媒体诟病为"食品政治"。华盛顿邮报文章指出："2011年美国发布的《新膳食指南》过分强调乳制品，而不重视更健康的钙的来源，诸如绿叶蔬菜和豆类食品。从其他食物中摄取钙的儿童，其骨骼发育完全正常，而且发现坚持喝牛奶的老年人，并不能防止骨质疏松，但'食品政治'却继续把它们的恶作剧写进《膳食指南》。"

西方国家膳食钙的主要食物来源就是乳制品，而中国居民普遍存在乳糖不耐受。另外，中国传统膳食中自来就有丰富的蔬菜和豆制品，因此，国人补钙有多种选择，家长应该更加理性地选择。

大豆及豆制品

早在4000年前，我们的祖先就开始种植大豆，中国是世界上最主要的大豆源产地，也正是豆浆和豆制品强壮了中华民族，中国先贤自古就有"可一日无肉，不可一日无豆"的教诲。而且，中医"药食同源"的理念，在大豆及其制品上也体现得最为集中。生态大豆具有独特的营养与食疗功能，已得到西方广泛认同，大豆也被美国国家食品和药品管理局（FDA）列为"已确立功能的功能性食品"。

大豆的蛋白质含量35%～40%，是相同重量大黄鱼、瘦猪肉或鸡蛋的两倍多，故被誉为"植物肉"。另外，根据大豆食用方法不同，蛋白质的利用率也不同。比如，炒黄豆的蛋白消化率仅50%；水煮大豆的蛋白质消化率可达65%；而大豆经过浸泡、磨细、过滤、加热，制成豆浆后，细胞壁和胰蛋白酶抑制素被破坏，消化率高达85%；如果将豆浆中的蛋白质适度变性、凝固、制成豆腐后，蛋白质的消化率则可提高到92%～96%。所以，少年儿童可以选择食用豆浆和豆腐来补充蛋白质。

同时，豆制品也富含钙，富含大豆异黄酮，大豆异黄酮对维持骨骼的柔韧性有作用，对提高骨密度有作用，可减少骨折的发生。而大豆异黄酮与钙联合，可有效阻止骨钙丢失。

我国传统发酵豆制品腐乳的蛋白质含量达15%，含脂肪与碳水化合物各约10%，富含大豆多肽、氨基酸、异黄酮、卵磷脂、低聚糖、皂甙、B族维生素、维生素E等，是营养成分集中、营养构成合理的传统食品。腐乳的原料"豆腐坯"一般用盐卤点浆，故钙、镁的含量较高，镁对心脏有保护作用。腐乳经过发酵后，维生素含量也大幅度提高，由于植酸被分解，其中所含矿物质更易被吸收利用。

脂肪是维持生命必需的营养素

近年来，医学与营养学的研究打破了对脂肪的片面认识，社会上流行的"脂肪会让你发胖"之类的错误观点，已被"健康少不了脂肪"和"ω-3多不饱和脂肪酸能够防病健身"的观点所取代。

众所周知，必需脂肪酸对神经系统是不可或缺的，对提高细胞膜的稳定性也非常重要，脂肪还能够提高脑细胞的活性，增强记忆力。1947年，解放军在陕北沙家店战役打了胜仗，已三天两夜没睡觉的毛泽东，对卫士长李银桥说："这段时间用脑太多，你想办法搞碗红烧肉，要肥的，补补脑子。"1949年济南解放，毛主席挥动着攻克济南的电报，将胜利消息告诉大家。一个卫士调皮地说："主席吃了红烧肉，指挥打仗没有不赢的。"主席听了哈哈大笑说："红烧肉就是补脑子嘛!"

的确，吃了健康的油脂后，确实会感到很轻松。美国医生就用富含ω-3多不饱和脂肪酸的油脂治疗精神分裂症、抑郁症与强迫症，同样获得良效。

食物中的脂肪是脂溶性维生素和许多生物活性物质的载体，天然油脂还能够提供磷脂、植物甾醇、类胡萝卜素、谷维素、维生素E等。其中，磷脂就是构成神经组织与脊髓必需的物质，大脑与骨髓的干物质中约40%是磷脂。

"厨中百味油为贵"，脂肪还有烹饪营养学的功能，烹调菜肴时油脂能借助"油膜"延缓菜肴中水分的丢失，赋予食物风味和口感。另外，天然植物油富含不饱和脂肪酸，荤油与素油搭配着吃对健康非常有利。著名营养学家李瑞芬教授习惯将一份猪油与两份植物油混合，作为烹饪用油。对青少年而言，日常食用油可以"动物油：植物油 = 3∶7"的比例较为适宜。

提倡"少吃油，吃好油"

过量摄入油脂与肥胖、高血脂、冠心病等"慢病"的发生有关，所以不仅提倡"少吃油"，更重要的是要"吃好油"。

日常生活中要养成合理用油的习惯，选用合适的烹调器具，坚持低温烹饪：选择清蒸、水煮、凉拌等烹饪方法；少用油炸、油爆、油煎；盛油的器具大小也要合适，用有刻度的小油壶代替大油桶，炒菜时用汤匙（1勺约15克）取油，每人每天不要超过两匙。三口之家，5升1桶的食用油至少要食用2个月。

目前国内食用油品种多达上百种，不管是山茶油、紫苏油、葡萄籽油、红花籽油、橄榄油、大蒜油，还是常见的油菜籽油、大豆油、玉米油、花生油，都是摄取脂肪的有效途径，家长可根据烹饪所需进行选择。

日常食用的植物油很难说哪种最好，但常年固定吃某一种油是不值得提倡的，科学合理地选择食用油，保证食用油来源多样性，是保证膳食平衡的重要举措。选购食用油要常换品种，而且选择小容量玻璃瓶装的。保持食用油来源的生物多样性，对孩子的健康非常重要。

警惕食物中的"隐性脂肪"

日常膳食中，隐性脂肪约占摄入脂肪量的一半，但是很多人对此并不清楚！由于隐性脂肪看不见，很难了解它们的存在，如炸薯条、炸薯片、火腿肠、热狗、汉堡包、油炸甜圈、烘焙食品、西式甜点、蛋糕、饼干、各种"派"、糖果、冰激凌、沙拉酱中，都含有大量隐性脂肪。另外，蔬菜等在烹饪过程中如果采用油炒、油煎、油炸等方式，也会存在隐性脂肪。

餐馆"清炒油麦菜"含油量惊人

《中国居民膳食指南》指出，每人每天应吃400～500克蔬菜，其中要有200克绿叶菜。天然蔬菜脂肪含量原本是零，但若烹饪用油过多，蔬菜就失去了低脂肪的特点。对北京99家餐馆采样分析发现，清炒一盘重500克的新鲜油麦菜，最少放25克油，最多的竟然用到125克，平均用油量达50克。如果用50克食用油烹饪，成品菜中就含有10%的脂肪；如果用125克烹饪用油，成品菜的脂肪含量就能达到18%。

茄子的海绵状组织吸附油脂能力很强，常做饭的人都知道，炒茄子即便放很多油依然不够用。蒸茄泥的方式就可以有效避免隐性脂肪。把茄子蒸熟后加醋和蒜泥调着吃，能有效排出胆固醇与甘油三酯。但"油焖茄子"就不同了，把茄子先"过油"炸，然后加调料烹饪。如此，一份"油焖茄子"能吸入100克食用油，含有大量隐性脂肪。

肉类、浓汤要小心

肉类特别是猪肉中的脂肪较高，即使瘦肉中也含有28%的脂肪。1975年召开的世界畜牧业大会指出：在集约化农场里饲养的家畜，体内所含的饱和脂肪竟然比30年前自由放牧的家畜高出了30倍。

饭店就餐喝的"浓汤"也是摄入隐性脂肪的重要渠道。浓汤即荤汤，如奶油蘑菇汤、老鸭汤、老母鸡汤、排骨汤、牛肉罗宋汤、奶油南瓜汤等。浓汤口感浓郁，许多人都误以为是高蛋白饮食，其实是高脂肪食品。检测发现，500毫升浓汤里就含脂肪20克。

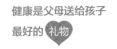
牛奶和乳制品中的脂肪

黄油和其他乳脂被用于增强食品的适口性和满足感，并能够提高焙烤食品（蛋糕、糕点）的柔度和成品性，提高酱汁的乳化性，给巧克力和饼干增加润滑性，提高浓汤的黏度，但乳脂中的饱和脂肪高达60%。"科学的最新乳制品脂肪与心血管疾病"专题讨论会认为：乳制品虽然有助于膳食饱和脂肪酸组成，但牛乳中含的长链饱和脂肪酸（肉豆蔻酸约占10%，棕榈酸约占25%）的危害也不能忽视，食用不能过量。

预防疾病的帮手——ω-3系列多不饱和脂肪酸

作为"必需脂肪酸"，ω-6和ω-3系列多不饱和脂肪酸是人体不能自行合成的，只能从食物中摄取。当前这两种多不饱和脂肪酸摄入比例失调情况非常普遍，造成这一状况的原因是许多人经常食用加工食品，却较少食用深海鱼类、坚果和新鲜蔬菜水果。

加工食品改变了食物的天然成分，破坏了不稳定的ω-3多不饱和脂肪酸。伴随膳食结构的不平衡，人类体内的ω-3和ω-6多不饱和脂肪酸的比例由原来的1∶1，逐渐攀升到1∶10～1∶20，出现严重的脂肪营养失衡。如今居高不下的癌症、抑郁症、肥胖病、胰岛素抵抗、皮肤过敏、糖尿病和自身免疫性疾病，就和摄入了过多的ω-6多不饱和脂肪酸有关。

中国民间把炎症称为"上火"，炎症反应过强、时间过长，就会诱发很多病理改变。所以炎症被认为是心脑血管病、糖尿病、老年痴呆，甚至癌症诱因。ω-3系列多不饱和脂肪酸的消炎功效与阿司匹林差不多，但却不会影响胃黏膜。富含ω-3系列多不饱和脂肪酸的海鱼能保护心脏，经常食用海鱼的人，死于心脏病的概率要比不吃海鱼的人群低42%左右。

神经细胞是通过细胞膜交换电讯号与化学讯号，来执行有关功能。在有记忆功能的海马区细胞中，ω-3系列多不饱和脂肪酸占35%以上，其是大脑沟回突触神经的重要成分，可促进脑细胞增殖和成熟，有助增强学习和记忆能力。

在孕期的最后3个月，胎儿脑部开始发育，不断从母体中摄取发育所必需的ω-3系列多不饱和脂肪酸。在人体大脑组织、视网膜、心脏、精液及母乳中，都含有大量二十二碳六烯酸（DHA）。其是ω-3系列多不饱和脂肪酸的重要成员，也是构成视网膜的重要成分，占该组织脂肪含量的30%～60%。所以，合理补充DHA，对儿童的大脑和视力发育都非常重要。

维生素的功能及维生素缺乏病

维生素又名维他命，虽是英文的汉译名，但意义表达很生动贴切。通俗来讲，维生素就是维持人体生命活动必需的有机物质，也是保持人体健康的重要活性物质。

我们经常看到，有些孩子长期出现疲倦、烦躁、焦虑、健忘和恐惧等症状，到医院又查不出患什么病，这时家长就应考虑孩子是否缺乏B族维生素。及时补充富含B族维生素的食物，像小米、大豆、动物肝脏、芝麻，当中富含卵磷脂及维生素B_1、B_2和B_6，这些营养物质能调节神经系统功能，促进感觉和记忆的形成，有利于健脑和健身。

维生素是维持和调节正常代谢的重要物质，如果长期缺乏某种维生素，就会引起生理机能障碍而诱发某种疾病。因此，处于生长发育期的少年儿童，更应在膳食中注意适量摄取。

脂溶性维生素

维生素A：动物肝脏是维生素A的最好来源，其次为乳类、蛋黄和绿色蔬菜、水果。维生素A可以维持正常视觉，增加眼睛的暗适应能力。还能保护上皮组织，促进骨骼和牙齿发育，提高免疫作用。缺乏维生素A易导致夜盲症，干眼症，皮肤角化症，骨骼和牙釉发育障碍，以及免疫力低下，亦可

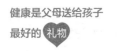

导致小细胞性贫血发生。

维生素D：来源于皮肤日光合成，鱼肝油、肝脏、蛋黄中含量丰富。维生素D可以调节体内钙、磷代谢，促进钙吸收，有利于骨骼的矿化。维生素D缺乏易致佝偻病、婴儿骨软化症等。

维生素E：来源于麦胚油，豆类和坚果类中含量高，动物类和蔬菜中含量少。其具有抗氧化作用，与生殖系统功能密切相关。维生素E缺乏易导致早产儿溶血、共济失调、周围神经病变、眼肌瘫痪等。

维生素K：绿叶蔬菜中含量丰富，乳类，肉类、蛋类及水果中亦含有少量。维生素K能够促进凝血酶原合成，凝血因子 I 、VI、IX、X 均依赖维生素K。缺乏维生素K易导致新生儿出血症。

水溶性维生素

第一是B族维生素：包括维生素 B_1、B_2、B_6、B_{12}。

维生素 B_1：主要来源是肝脏、肉类及豆类，麦麸、硬壳果含量丰富。为糖类代谢必需，可以维持神经、心肌的活动功能，调节胃肠蠕动。

维生素 B_2：主要来源于肝脏、蛋类、肉类、谷类及蔬菜。具有氧化还原特性，可维持皮肤、黏膜和神经系统的健康，促进消化功能。缺乏维生素 B_2 易导致视物模糊、畏光，角膜溃疡，口唇炎，口角炎，舌炎，口腔溃疡。

维生素 B_6：主要来源于肉类、肝脏、坚果、蔬菜。参与神经、氨基酸及脂肪代谢。维生素 B_6 缺乏易致婴儿出现躁动不安，甚至出现惊厥，以及出现低色素性贫血。

维生素 B_{12}：来源于肝脏、肉类、鱼类、蛋黄等动物性食物。其参与核酸的合成，促进细胞核与红细胞的成熟。对神经系统代谢有重要作用。缺乏易致营养性巨幼细胞贫血、神经系统脱髓鞘病变、高同型半胱氨酸血症等。

第二是维生素C：是最重要的维生素之一，其来源于各种蔬菜及新鲜水果。是人体内的抗氧化剂，有利于铁的吸收，并增强免疫作用。缺乏维生素C容易导致坏血病，早期表现为烦躁不安，易发感染，皮下及长骨骨膜下出血，牙龈出血，伤口不愈合，牙质及骨样组织形成停滞等。

第三是叶酸：主要来源于绿叶蔬菜，肝脏、坚果、蛋类中含量均很丰富。叶酸参与核苷酸的合成，特别是胸腺嘧啶核苷酸的合成，有生血作用。缺乏叶酸易导致营养性巨幼细胞性贫血，孕妇缺乏叶酸会导致胎儿神经管发育畸形，出现先天性脊柱裂。

第四是烟酸（维生素PP）：主要来源于肝脏、肉类、坚果、鱼类等食物。烟酸在体内转化为辅酶Ⅰ和辅酶Ⅱ，在生物氧化中起着传递氢的作用。烟酸缺乏易导致儿童出现皮炎、腹泻和神经炎。

补充微营养素要依靠天然食物

维生素与微量元素被称为"微营养素"，随着各种复合维生素和微量元素补充剂的出现，不仅许多成人定时"进补"药片，儿童也被"药片文化"覆盖。而科学调查发现，应该通过均衡的饮食来获得营养，才是最佳的途径。

2007年2月28日，国际权威医学杂志《美国医学会杂志》（JAMA）发表了多国科学家在丹麦合作完成的研究。对从1990年到2005年10月全球发表的有关抗氧化剂的68项研究结果的荟萃分析统计表明：总体上看，长期服用维生素等抗氧化剂的人死亡率增加了5%；长期服用维生素A的人死亡率增加了16%；长期服用维生素E的人死亡率增加了4%；长期服用β-胡萝卜素的人死亡率增加了7%。并且没有证据表明服用维生素C能够延年益寿。

当前有着10亿美元以上市场份额的维生素工业，是建立在"服用维生素能预防疾病"的观念之上的。美国流行"每天一粒维生素，没有保险不发愁"的广告词，但美国国立癌症研究会建议，要通过平衡的膳食摄取适量的维生素和矿物质，而不是靠吃药片。

在几百万年的进化过程中，人体已经习惯从天然食物中获取营养。复杂的食物成分使得肌体具有更为复杂的消化功能，如果吃的东西越纯粹、直接补充的营养素越多，就会导致"用进废退"——导致肌体加工食物的能力

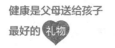
退化，消化吸收功能下降。

人工合成的药片化学成分单纯，而在谷物、蔬菜中，除维生素外，还含有丰富的膳食纤维和生物活性物质。天然食品中的营养素、生物活性成分、膳食纤维的综合效果绝不是药片能够取代的。当然，对于食欲不好、生活紧张，无法吃到足够的蔬菜，体内维生素C等消耗量又大的人群，适当吃点维生素补充剂也是有益的，比如在考试、比赛、运动时，如果饮食不周，也不妨补充一些维生素。

外源性营养素的长期直接补充，会破坏人体内部的自稳定平衡调节机制，伤害肌体正常生理功能！要教育孩子坚持传统饮食习惯，不盲目依赖药片补充，注意膳食平衡，才能保证健康成长！

微量元素是把双刃剑

人类是环境进化的产物，如果环境中任何一种元素的含量偏离了正常范围，就可能会对人体健康带来有害的影响。家长带孩子去看病的时候，常常要求检查孩子头发或者血液中的微量元素，电视上也经常播放各种各样的商业广告，告诉家长要给孩子补这个、补那个。可是，微量元素是个看不见、摸不着的东西，到底应该怎么办，才能保证孩子摄入的微量元素平衡？这是困扰许多家长的问题。

人体对不同营养素的需要量差异非常大，蛋白质、脂肪这些常量营养素每天大约需要几十克，而微量元素硒、维生素B_{12}等人体每天仅需要几微克，但绝不能因为某些营养素需要量微小而低估了其对人体健康发挥的作用。

人类的四大营养缺乏病中，与微量元素有关的就占两种，即"缺铁性贫血"与"碘缺乏引起的甲状腺肿"。微量元素虽然在体内含量很低，却发挥着重要的生理生化功能。如微量元素锌参与体内约200种酶的合成，锌缺乏会影响食欲，造成少年儿童生长发育迟缓；微量元素铜是铜蓝蛋白与超氧化物歧化酶的活性部分，这些酶具有抗氧化作用。20世纪，中国科学家研究证实，缺硒是导致人类克山病的重要病因，合理补充微量元素硒就可以有效预防克山病。

微量元素是人类必需的微营养素，由于人体无法自身合成，只能从外界环境中摄取，所以在某种程度上要比维生素更为重要。微量元素摄入不足会造成缺乏，而摄入量过多又会引起中毒。所以可以说，微量元素是把双刃剑。

科学补充微量元素

面对铺天盖地的营养品和微量元素补充剂广告，家长们往往手足无措。营养品对孩子到底有没有用呢？但有一点可以确认的是，盲目给孩子补充微量元素，会造成不良后果。

盲目补铁危害大

生物酶是体内生物化学反应的催化剂，参与解毒和能量转换，铁元素就是许多酶的组成部分，是血液中血色素的重要构成成分。众所周知，铁摄入不足和缺铁性因素是导致"贫血"发生的原因。体内微量元素铁缺乏时，免疫功能下降，会出现皮肤苍白、精神不振、眩晕、畏寒、疲乏等症状。

食物中的铁可以分成"血红素铁"与"非血红素铁"，这两种形式的铁在体内的吸收及利用情况是不同的。动物性食物如肉、肝脏、禽类、鱼类中的"血红素铁"约占总铁量的40%，吸收度较高；蔬菜、谷物、水果、蛋类及乳制品中的铁为"非血红素铁"，吸收率比较低。另外，膳食中的抗坏血酸（维生素C）、苹果酸和柠檬酸，都可以促进铁元素的吸收，而咖啡、茶叶中的鞣酸则会降低铁的吸收。

许多人认为微量元素铁是个好东西，因此多多益善。但现在发现盲目补铁会造成体内铁负荷过量，干扰锌、铜等微量元素的代谢。血清中铁离子浓

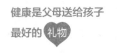

度过度增高，还有导致小儿心肌细胞受损伤的危险。

在非洲索马里的难民营中，尽管那里普遍存在贫血、疟疾、结核和布氏杆菌病，但却很少看到有流行感染性疾病的征象。起初，当难民营中的患者被诊断出"贫血"后，医生开始给他们补铁，但很快发现在接受铁剂治疗的患者中，病原菌感染的发生率直线飙升，成了棘手的问题。最终调查结论是索马里难民对感染并没有天然的抵抗力，但患缺铁性贫血或许正是防御途径之一，因为研究发现铁元素正是细菌繁殖需要的食物。

30多年前，新西兰医生认为当地土著毛利人的饮食结构欠佳，特别是铁元素供应量不足，因此婴儿容易患贫血，于是就给毛利人的婴儿进行补铁。结果却事与愿违，注射铁剂以后，毛利族婴儿却常常发生致命的感染，患"败血症"和"脑膜炎"的风险比其他婴儿高出了7倍。

可见，再重要的微量元素也需要保持平衡，过量补充不足取。

碘缺乏与碘过量的危害

食物中碘的含量有明显的地域特征，内陆山区因食物与饮水中碘的含量过低，流行因缺碘造成的"地方性甲状腺肿"——即大脖子病。沿海地区膳食中含丰富的海生食物，所以对那里的居民来说，缺碘的危险性就小得多。

由于孕妇缺碘会影响胎儿的大脑和神经系统的发育，可能导致婴儿患智力低下的克汀病。因此，微量元素碘的合理补充，对孕妇和缺碘地区的居民十分重要。政府也制定了在普通食盐中加入碘强化，这是在食物中补充微量元素碘的重要手段。

然而20世纪70年代，在河北省黄骅县沿海高碘地区的调查发现，高碘地区的人群中也存在"地方性甲状腺肿"。随后进行的研究与动物实验发现，该地区的地方性甲状腺肿是由于饮水及食物中碘含量过高引起的。所以，不难看出，"过犹不及"这句中国古话是多么具有哲理。

任何一种必需微量元素摄入过多，都具有潜在的毒性。过量服用碘元素同样也能造成碘中毒，目前世界上大规模普遍补碘的地区，人群中"甲状腺功能亢进"的发病率不断上升。不难看出，人体中任何一种营养素都必须保持平衡。

肌体需要的其他微量元素

健康成人每天有12.5毫克的锌即可满足生理需要。人类缺锌的主要症状为食欲下降、生长发育迟缓、伤口不易愈合等。动物性食物如肉类、蛋类、海产品及肝脏等，是膳食中锌的良好来源。种子类食物如芝麻、松子等含锌也较高。另外，全谷物粮食中锌含量比精加工粮食高数倍，但其中含较多的植酸盐，对锌的吸收不利，但酵母的发酵作用可破坏植酸盐，故吃发酵食物对增加锌的吸收有益。

很多家长是通过广告才了解锌的重要性，但是如果长期超量补锌，会对体内铜、铁等元素的吸收产生不利影响，并使血清低密度脂蛋白胆固醇增加，高密度脂蛋白胆固醇下降，导致免疫功能下降。因此，锌也不能无限制地补。

锰是维持神经、骨骼发育的重要元素，锰元素缺乏会出现生长受阻、骨骼畸形、生殖功能失常、脂代谢障碍等。谷类、坚果、豆类、禽类及茶叶中锰的含量相当高，有饮茶习惯者，可获得锰的补充。锰的适宜摄入量为2.5～5.0毫克/天。

微量元素硒是抗氧化剂，参与肌体细胞的氧化过程，中和自由基，有抗衰老作用，但血清硒水平会随着年龄的增长而降低。20世纪80年代初，中国农业科学院组织了对全国1000多个县主要农作物的硒含量调查，发现2/3以上的县市缺硒，农作物硒含量低于0.05ppm。其中低于0.02ppm的严重缺硒区超过了40%。因此在我国，微量元素硒缺乏是重要的营养问题。

微量元素硅，其对维持血管弹性、防止血管硬化发挥着重要作用，正常人主动脉中的硅含量随年龄递减。坚持饮用矿泉水的老人自觉有强身祛病之效，可能与许多矿泉水中含有较高浓度的"可溶性偏硅酸"有关。

膳食纤维，从无用之物到第七大营养素

2003年4月，一项针对全国100名营养学家进行的"国人十大营养问题"大型调查结果揭晓。除了肥胖病、高血压、高脂血症、糖尿病、心脑血管病、肿瘤仍受到广泛关注以外，膳食纤维摄入量不足就已出现在"国人十大营养问题"之列。

我国传统的膳食素以谷类食物为主，并辅以蔬菜果类，本无膳食纤维缺乏之虞，但随着生活水平的提高，食物精细化程度越来越高，动物性食物所占比例大为增加。一些大城市居民膳食脂肪的产热比例，已由几十年前的20%～25%增加至目前的40%～45%，造成膳食纤维的摄入量明显降低，出现"生活越来越好，纤维越来越少"的现象。在国内的有关调查发现：上海居民的膳食纤维每日摄取量为9.1克，天津居民的膳食纤维每日摄取量为12.7克，广东居民的膳食纤维每日摄取量为8.6克。中国营养学会建议，成人每天应摄入25～30克膳食纤维，目前城乡居民平均日摄入膳食纤维量仅平均13.3克，与营养学会的推荐标准差距不小。

在很长一段历史时间内，人们始终认为膳食纤维是无用的。就现代营养学所涉及的范围而言，膳食纤维似乎除了可预防便秘以外，并没有其他价值。但在20世纪下半叶，一系列营养学研究揭示了膳食纤维具有许多健康功能，所以膳食纤维被命名为"可促发酵的物质"，被称之为人类"第七大营养素"。

膳食纤维可分为可溶性膳食纤维和不溶性膳食纤维。可溶性膳食纤维来源于果胶、藻胶、魔芋等，其在胃肠道内与淀粉等碳水化合物交织在一起，并延缓后者的吸收，可以起到降低餐后血糖的作用。

不溶性膳食纤维最佳来源就是粗粮或全谷类粮食，包括麦麸、麦片、全麦粉及糙米、燕麦等，以及豆类、蔬菜和水果。不溶性膳食纤维的作用首先在于促进胃肠道蠕动，加快食物通过胃肠道的速度。而且不溶性膳食纤维在

大肠中可吸收水分，软化大便，防治便秘。此外，不溶性膳食纤维还具有"益生元"的作用，可以促进肠道菌群增殖。大肠癌发生的诱因之一就是由于高脂肪、低膳食纤维的饮食结构，严重影响肠道生态微生物菌群的生长和繁殖，以致粪便中的毒素无法降解，诱发大肠癌。

中医有句古话叫"面晦者，必便难"，意思是如果患者的面孔颜色发黑、没有光泽，大多可能是因便秘所致。据不完全统计，欧美白人居民中大肠癌、便秘等疾病的发病率相当高，而非洲居民中这些疾病几乎没有。两地上述疾病发病率的不同，并非仅仅是由于环境和遗传因素的影响，而主要是饮食结构和生活习惯不同所导致，特别是与居民日常膳食中的脂肪和膳食纤维摄入量的差异关系密切。

富含膳食纤维的食物包括以下几种：

杂粮类食物：包括玉米、玉米面、小米、黑米、燕麦、大麦、杂豆、白薯等。

蔬菜类：包括芹菜、韭菜、豆芽、油菜、小白菜、菠菜、笋类、洋葱头、生萝卜、胡萝卜等。

水果类：各种水果除含有纤维素和半纤维素外，还富含果胶及有机酸，均有通便作用。

菌藻类食物：包括各种蘑菇、海带、海菜，以及其他海藻等。

日常配餐给孩子适当搭配，就可以达到膳食纤维摄入量的推荐标准。

膳食纤维能缩短食物消化残渣的通过时间，增加排便次数，起到预防便秘和大肠癌的作用。但若膳食纤维摄入过多也会引起胀气，对肠胃道造成刺激。膳食纤维可以阻止人体对有害物质的吸收，但如果过量也会影响人体对蛋白质、无机盐和某些微量元素的吸收，特别是对于生长发育阶段的儿童与青少年，摄入的膳食纤维不宜过多。

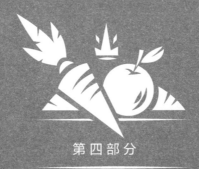

第四部分

肠道微生物菌群与健康

几十亿年中，地球被无数的微生物覆盖着，人类生活在微生物的世界里。细菌无处不在，数一下就会发现，手掌上的微生物要比全球人口的总数还要多。

微生物菌群的种类极其丰富，适应新环境的能力极其强大，最终人类的肠道成为生态微生物菌群聚集之处。经历与人体的共同漫长进化历程后，肠道微生物菌群已成为人体不可分割的组成部分。

婴儿出生后，这些微生物群体会不知不觉地定居到体内，并悄无声息地与主人相随一生。人类肠道生态微生物菌群是按照一定的比例组成的，不同的肠道菌群构成模式对健康有不同的影响。

肠道健康是人体健康的基础，肠道生态微生物菌群是保证少年儿童生理功能正常必不可少的因素。

第一章

您了解肠道微生物菌群吗?

如果说20世纪是抗生素的世纪，那么21世纪就是微生态的世纪。在人体内环境中，与健康最密切的就是生态微生物菌群，特别是肠道生态微生物菌群建造的微生态环境。如果肠道微生物菌群不健康，就会百病丛生。而新生儿肠道微生物菌群的定植是否正常，会直接影响孩子的一生。

微生物与细菌的故事

1997年，英国警察博物馆维修时发现了一支玻璃试管。据调查，这支试管是1918年从一名德国间谍手中缴获的。专业机构鉴定后发现，试管中装的竟然是炭疽芽孢杆菌。更令人震惊的是，这些细菌不仅活着，而且仍具有致病能力。正是这些能传染疾病的可怕的致病菌，让"细菌"这个名词背上了坏名声。

世界上的细菌不仅种类繁多，而且数量极大，但是并不是所有的细菌对人类都有害。35亿年前微生物就已经出现在地球上，而人类才有几百万年的历史。地球上除了活火山口以外，都是细菌的领地！在人或动植物的体内，乃至空气稀薄的高空、高压的深海以及极冷的极地环境和极热的环境下，微生物菌群都生活得怡然自得。因此，微生物虽个体微小，肉眼看不到，但却每天都在与人类"亲密接触"。

17世纪中叶，微生物进入人类的视野。荷兰科学家列文·虎克利用能放大50～300倍的透镜，清楚地观察到了细菌和微生物，打开了微观世界的大门。至此，人类文明才开始认识这个微观世界。

古代人类早就知道，将果实或者粮食按一定制作工序贮存，可以酿造成美味的酒类；用盐腌制的食物可以防止腐坏，以便长期贮存。就在1865年，法国某个城市里所有的酒厂酿造的啤酒都莫名其妙地变酸了，于是酒厂老板请来著名的化学家巴斯德帮忙。巴斯德把发酸的啤酒和没有发酸的啤酒放到显微镜下观察，发现原来是一种名叫乳酸杆菌的细菌在作怪。正是它们使啤酒中的酒精转化成了乙酸，从而使啤酒变得无法下咽。巴斯德指出：要想让啤酒不发酸，只需将其加热到60℃，并保持30分钟左右即可，这样就可以把作祟的乳酸杆菌杀死。这就是著名的"巴斯德消毒法"。也正因为巴斯德创立了微生物生理学，因此他被称为"微生物学之父"。

肠道是微生物的主要栖息地

人类是地球上所有生物中饮食结构最复杂的，肉、菜、水果、谷物等无所不食。食物摄入后被分解为小分子的过程就叫"消化"！被消化的食物中所含各种营养成分通过小肠黏膜，从细胞内和细胞间隙进入血液和淋巴循环。食物经过如此消化吸收，才能够为生命活动提供营养和能量。

人最主要的消化器官就是肠道，但是面对如此繁多的食物，纵使肠道有三头六臂，也承担不了这么繁重的工作。于是在漫长的进化史中，肠道请来了帮手——肠道微生物菌群。

微生物学诞生后不久，就发现在动物的消化道中存在不少微生物菌群，也注意到在人类的肠道中同样存在着大量微生物菌群。这些以细菌为主的生态微生物不仅种类极多，而且数量极大。一名正常成人体内，肠道细菌的总重量可达1～1.5千克，包含的细菌数量可以达到10^{14}个。而成年人自身的体细胞数量却只有10^{13}个，可见，居住在肠道内的细菌数量是人体细胞总数的 10 倍。如此庞大的细菌群体驻扎在肠道内，构成了"生态肠道微生物菌群"。人类肠道也恰恰为微生物菌群提供了天然的厌氧环境，肠道微生物菌群就在这里将复杂的膳食纤维和多糖等分解成葡萄糖、维生素、脂肪、矿物质与微量元素，供人体吸收。

肠道生态微生物菌群作为寄居在人体肠道内微生物群落的总称，是近年来微生物学、医学、基因学等领域研究的热点之一。近十几年来，肠道微生物菌群与健康的研究在不断推进，逐渐揭示了肠道生态微生物菌群的构成、数量，它们如何进入人体、如何辅助消化、如何影响肠道发育，以及肠道微生物菌群失衡如何影响整体健康等。

以"益生菌"为例，它是人类与肠道病原体斗争的盟友，能增强肌体抵御病原体入侵的能力，其作用相当于作战演习中设置的"假想敌"。"益生菌"能调整免疫系统，对致病微生物发动免疫反应。"益生菌"不仅能够调整肠道生理功能，还能促进全身的健康。实践也证明，食用"益生菌"的儿童患胃肠道感染的概率比较少，也不容易患呼吸道感染。

有人认为活菌会永久留在肠道内，但这是一种错误的认识。比如乳酸菌喜欢富含乳糖的环境，虽然牛奶中富含乳糖，但即使是母乳喂养的婴儿，乳酸菌也无法长期在孩子肠道中生存，它只是一位匆匆的过客而已。

肠道生态菌群是环境进化的产物

微生物菌群不仅在消化道中存在，它还分布在人体头面部等位置，但大约 90% 集中在消化道，所以才有了"肠道微生物菌群"的称呼。在人类经历与环境生态微生物菌群的长期共同进化后，微生物菌群已成为人体不可分割的组成部分。人类必须为大量密集的微生物菌群提供栖息之地，同时要学习如何与之相处，加入与微生物菌群互利共赢的联盟。

"共生"是指自然界中两个以上的生物物种之间的关系不仅密切，而且长期均能受益。人类受益于微生物菌群的最明显之处，就是其在肠道发酵时代谢出来的、被人体吸收的营养素与生物活性物质。微生物菌群代谢过程中的各种生物化学反应，保证了食物残渣被充分利用，这对生活在艰苦环境中的人类祖先至关重要。

肠道微生物菌群的分裂繁殖速度极快，30~40分钟数量就能增加一倍。在人体内，依靠经常摄入的食物类型为生的细菌数量，能相对迅速地繁殖而变得非常充裕。而靠人不常吃的食物为生的细菌就会逐渐被边缘化，沦为靠肠道黏膜为生，或者最终灭绝。生物学上将细菌具有的这种变化能力称为"可塑性"。正是"可塑性"确保了人类祖先中的狩猎者与植物采集者的饮食随着季节变化，其肠道生态微生物菌群也可以很容易来适应这种变化，以保证人体能够获取足够的营养。

微生物菌群适应新环境的能力非常强大，这也是自然选择的结果。

第二章

人类 "第二基因组"

人类基因组的发现，是继阿波罗登月之后的第三个重大科学发现。继人类基因组之后，又发现在体内存在着另外一个基因组——通过基因表达来调控人体生命健康的所谓"第二基因组"，又称为"微生物环境基因组"。

研究发现，人体内肠道菌群的数量是人体细胞的10倍，而肠道微生物菌群基因的数量是人体自身基因数量的100倍，如此庞大的微生物菌群驻扎在肠道内，构成了一个极为复杂的微生物细菌群体。不仅如此，每一个人肠道内的微生物菌群就像人类的指纹一样，是独一无二的。

肠道微生物菌群的重量和体积非常巨大，肠道细菌的种类包括九大门类，总计有上千种，总重量可达1.15公斤。在人的一生中，菌群分布的形态与位置都处于动态平衡状态。从婴儿出生一直到衰老的整个过程，对肠道微生物菌群进行管理，可以提高健康水平。所以在健康管理领域，针对"肠道微生物菌群"，有人提出了所谓"从子宫到坟墓"的管理概念。

肠道微生物菌群并非生来就有

人类胃肠道内的细菌构成了巨大而复杂的微生态系统，肠道菌群是肠道的正常生态微生物，但其并非与生俱来，而是孩子在后天获得的重要

"器官"。

在母体子宫内，胎儿所处的是几乎无菌的环境，婴儿出生前其肠道内是不存在细菌的，出生后2小时肠道内才会有细菌定植。因此，不同的分娩方式，对婴儿肠道定植细菌的种类会产生重大影响，自然生产的足月婴儿，其肠道中有益菌的数量会远多于剖腹产的婴儿。因为健康母亲产道中有部分双歧杆菌及大量嗜酸杆菌，婴儿通过产道时，可以从健康的产道中获得有益菌；而剖腹产的婴儿就没有这么幸运。近十几年，选择剖腹产的人数激增，剖腹产使得婴儿肠道中的微生物只能来自母亲的皮肤，而不是产道。

婴儿出生以后，随着与外环境接触的增加，通过奶头吸吮母乳，原来无菌的肠道内会迅速繁衍出特有的肠道微生物菌群。在断奶和吃固体辅食后，婴幼儿肠道菌群的多样性会得到进一步提升。到3岁时，孩子肠道的生态微生物菌群的状态已经和母体很接近了。

生态微生物菌群经过不断改变和完善，达到了适合自身条件的最佳状态，逐渐形成具有孩子自己的特点。当然，伴随饮食结构的改变，也会有效改变肠道原有生态微生物菌群。

如何保证儿童肠道微生态环境健康

在对15项涉及163796个分娩案例的调查发现，与顺产的婴儿相比，剖腹产的婴儿长大成人后，体重超重的概率要高出26%，肥胖的风险要增加22%。可见，婴儿出生时的细菌定植多么重要，其肠道微生态环境对其日后健康影响巨大。

首先，要尽量保证孩子顺产，即经母亲产道出生。

其次，要坚持母乳喂养。无论孩子出生方式如何，母乳喂养都能够提供来自母体的"益生元"和"益生菌"。如果有困难不能纯母乳喂养，也要尽量混合喂养，因为母乳中的天然生态低聚糖对成长中的婴儿塑造健康的微生物菌群环境作用巨大。

最后，也是最重要一点是：断奶以后要帮助孩子建立健康的饮食习惯。因为，肠道生态微生物菌群是孩子生命的守护者，只有保证食物天然与多样化，做到膳食平衡，才能维护肠道生态微生物菌群的正常。

第三章

微生物菌群的主战场——肠道

肠道菌群是肠道与自然界之间的天然屏障，影响着人体的营养、免疫和代谢，相当于人体在后天获得了一个重要的"器官"。10万亿个微生物就寄生在人体肠道内，能影响体重和消化能力，抵御细菌感染，并且减少发生自体免疫疾病的风险，所以我们有必要深入了解肠道。

肠道的结构和作用

消化道是食物的"加工厂"，人在一生中遭遇的感染性疾病，大约95%以上与消化道有关。消化道的进口与出口都和外界相通，像一个结构复杂的管子，开始于口腔，终止于肛门。食物从口腔进入，通过食管进入胃内，先经过胃酸和各种消化酶的洗礼，再进行消化吸收。

食物在酸性环境的胃里，经历3小时左右的机械搅拌，此时，微生物菌群的含量相对减少。被消化的食物随后进入小肠。小肠有6.7～7米长，直径2.5厘米左右，小肠内膜上长满了与手指形状相似的小肠绒毛，正是它们将营养物质吸收进入血液。在小肠中，食糜浸泡在胰腺和肝脏分泌的多种生物酶中，从而得到进一步的消化，小肠绒毛能够摄取蛋白质、脂肪与碳水化合物等营养物质。

食物消化旅程的最后一站是大肠（即结肠），其平均长度约1.5米；冠之以"大"字，是因为大肠的直径可达到10厘米。大肠内侧有一层保护肠壁的黏液，肠道微生物菌群遍布这里。在大肠中栖息着约有1000种不同的细菌。

人体肠道黏膜如果均匀铺展开的话，总面积约有一个篮球场大，它的结构和防御功能构成了强大的黏膜免疫系统，也正是这道屏障抵御了外界的细菌、病毒和毒素的入侵。但是我们平常所食的重口味刺激性食物和掺入了太多添加剂的食品都会对肠道黏膜的破坏产生助力作用，黏膜破损就会导致细菌、毒素等大分子进入人体循环系统，所谓易得病的免疫力下降体质也由此而来。因此，保护肠道的健康至关重要。

人类的朋友——"益生菌"

"益生菌"是一类对宿主有益的活性微生物，可以定植于人体肠道与生殖系统内，能产生确切的健康功效，从而改善宿主体内的微生态平衡，发挥有益作用的活性有益微生物的总称。

在人体与动物体内，有益的细菌或真菌主要有酪酸梭菌、乳杆菌、双歧杆菌、放线菌、酵母菌等。当肠道中住满足够的益生菌时，就会处于健康的状态；但是一旦体内菌群失去平衡，如菌种间比例发生大幅度变化或者超出正常数值时，那么腹泻、过敏、胃口不佳、疲倦、免疫力低下等症状就会接踵而来。而这时如果适当添加复合益生菌发酵食品，协助体内肠道生态生物菌群保持平衡，就能重现健康状态。

如果肠道内有益菌的菌群占据优势，肠道内黏膜就会呈现粉红色，这表示肠道的内环境良好。此时，肠道蠕动的速度会相当有规律，粪便可以顺利排出。而且，肠道生态微生物菌群如果能够正常生长繁殖，维生素的合成也能顺利进行。如比菲德氏菌等细菌能维护肌肤的健康，并能够合成维生素B_1、B_2及B_6，合成与止血、骨骼形成有关的维生素K等。

除此之外，"益生元"不仅能帮助肠道增强细胞壁的屏障功能，还能促进细胞壁顶端分泌黏液，保护肠道内壁免受细菌、病毒和毒素的侵袭。

通常，人体免疫系统会不断对肠道微生物菌群进行细菌的"人口普查"，"益生菌"存在时，免疫系统即处于战备状态；一旦发生感染时，免疫系统会迅速做好战斗准备。

所以，为了保证肠道的正常运作，除了在日常生活中要保证合理饮食、正常作息外，还可以适当为孩子补充足够的"益生元"，以使肠道的"益生菌"增殖。

致病微生物——肠道的不速之客

健康的肠道也存在有害的微生物菌群，其代谢产生许多有害物质，但只要肠道内微生态环境良好，这些有害物质连同吃进体内的食品化学添加剂，以及食物中无法消化的物质，在危害身体之前，就会被排出体外。

急性肠胃炎、食物中毒、腹泻等胃肠道疾病，是大多数人都曾有过的经历。感染性腹泻是全球最常见的儿童易患疾病之一，也是导致发展中国家居民中5岁以下儿童死亡的主要原因。在我国，感染性腹泻每年导致数百万人住院，是仅次于感冒的病患。导致腹泻的罪魁祸首有很多，如臭名昭著的"诺如病毒"、潜伏在未煮熟的鸡蛋和花生酱容器上的"沙门氏菌"、被污染的饮水所传播的"贾第鞭毛虫类寄生虫"等。

特别值得强调的是，因"柯萨奇"病毒引起的、伴有腹泻症状的"肠胃型感冒（呕吐性上感）"，用西药的止泻药治疗不仅无效，还会延误病情。此时，只有立即服用中药"藿香正气"制剂，才是正确的选择，并且能够很快见效。所以，离家出差时，可以随身备有"藿香正气丸"或"藿香正气水"。

一旦肠道中有害微生物菌群占据了优势，肠道内壁的黏膜就会变得很粗糙，由于血液流通不畅而呈暗红色，同时还会出现一系列肠道功能失调的症状，比如，大便排泄不畅，肠内粪便囤积。

　　肠道生态微生物菌群不正常，还会直接影响肠道的蠕动速度。因为如果肠道蠕动速度太快，就容易造成轻度腹泻；而肠道蠕动速度过慢，就会造成粪便长时间停留在结肠，随着水分的丢失粪球就会变硬，最终导致便秘。

　　肠道功能失调还会造成有害菌群繁殖，从而产生大量有毒的代谢物质。不健康的肠道是致病菌繁殖的绝佳场所，聚集在肠道的大量厌氧菌会导致如"氨""硫化氢"及"粪臭素"等有害物质不断产生，这些物质不仅是臭屁的来源，还会加速肠壁的细胞老化，并产生致癌物质，成为大肠癌的发病诱因。

　　另外，体内"益生菌和益生元"的缺乏会造成肠道内有害物质的重吸收。代谢生成的有害物质不会乖乖地待在肠道里，会被肠道吸收后进入血液，然后通过血液循环到达全身各处，引起疲倦、皮肤干燥、头痛、呕吐等症状。特别是发生恶臭的物质也会经由血液，通过嘴巴或身体的某一部分散发出来，使人出现口臭与体臭。

　　环境中存在的传染性病原微生物是造成儿童和免疫力低下的人群感染腹泻的主要原因，但是，当这些不请自来的、不受欢迎的、引起疾病的不速之客"光顾"肠道时，为什么有些人却不会患病呢？这主要是因为这些健康人肠道中处于优势的有益微生物菌群会与"沙门氏菌""梭状芽孢杆菌"等有害菌群进行抗争。而且，有益微生物菌群可以占领物理空间和食物资源，使得病原菌得不到食物而无法繁殖。某些肠道微生物菌群还能释放有杀菌能力的化学物质，来消灭病原菌。此外，有益的微生物菌群还能间接诱导肌体免疫系统加强防御功能，帮助人体对抗感染。

第四章

人类肠道菌群的由来与功能

在人的一生中，肠道生态微生物菌群分布的形态、位置都在发生变化，从出生到衰老的过程当中，生态微生物菌群始终处在不停的变化之中。

母乳是婴儿肠道菌群的设计师

婴儿出生后的头几个月正是体内微生物大量繁殖的时期，体内微生物菌群处在变化之中，具有不稳定性。曾经有一项研究，通过观察14个婴儿发现，每个婴儿的肠道微生物菌群都是独一无二的，只有一对双胞胎存在类似情况。

母乳是大多数婴儿吃到的第一种食物，母亲的肌体为母乳的产生也投入了大量的资源，母乳如同超级营养品，给婴儿带来被动免疫保护。母乳也能够给婴儿提供活的细菌，如重要的益生菌——双歧杆菌，就是最早存在于健康宝宝肠道中的生态微生物菌群。

另外，母乳中还含有一种结构复杂的碳水化合物——母乳低聚糖，它是妈妈为宝宝体内的肠道微生物菌群准备的食物。婴儿本身不能消化这种食物，但婴儿体内有100万亿个生态微生物细菌，包括多达2500万个基因，它们有能力消化吸收母乳中的低聚糖。母乳低聚糖还能够让拟杆菌获得早期生长优势，以便为婴儿接下来食用固体食物做好准备。

在发现母乳无可取代的优势后，一些婴儿配方奶粉公司敏锐地意识到其产品存在的巨大缺陷，于是试图模拟母乳的成分，在配方奶中添加低聚半乳糖等。但遗憾的是，母乳低聚糖却是人类特有的，无法模拟。母乳是人类数千年进化的结果，正是人体这个卓越的"工程师"的持续努力和长期进化的力量，为婴儿创造了最佳的营养品。美国儿科学会建议6个月内的孩子使用母乳喂养，然后结合固体食物，继续母乳喂养6个月。世界卫生组织（WHO）则推荐母乳喂养要超过2年为好，并鼓励尽可能多的提供母乳。因为，即使是较少量的母乳低聚糖和母乳微生物菌群，也能对1岁龄内的婴儿肠道微生物菌群的建立，提供做出不可忽视的贡献。

与人类互利共生的肠道微生物菌群

肠道中的细菌总共有1000~1150种，很多肠道微生物都是人类的朋友，为了人体健康在默默地贡献自己的力量。事实上，细菌和人体是互利共生的。人体给肠道细菌提供其赖以生存的食物残渣与进行发酵的栖息环境（厌氧环境），而肠道细菌则食用残渣，代谢产生各种维生素，这是以植物性食物为主的人类所需要的。细菌还能分解人体中已经完成消化任务的各种酶类，如果这些酶类没有被细菌分解掉，那么在遇到没有黏液保护的器官（如肛门）时，就会给这些器官造成伤害。此外，肠道微生物菌群还能促进婴幼儿免疫系统的发育。

肠道微生物的种类非常多，其中既有对人体有益的，也有对人体有害的。如双歧杆菌能合成维生素B_1、B_2、B_6、B_{12}和叶酸，乳酸菌则可以提高肠道的活性，并且参与食物消化，提高免疫力等。但如果肠道内的大肠杆菌的数量过多，就会使肠道的蠕动变差。还有一种名叫"产气荚膜梭状芽孢杆菌"的细菌，会使大肠中食物残渣中的许多物质发生腐败，结果不仅能够促进衰老，甚至还能诱发肿瘤。

人体正常大肠产生的每克粪便中，含10^7~10^{12}个微生物，在正常大便的微生物菌群的菌谱中，"原籍菌群"约占90%，其中普通大肠杆菌与大肠球菌大约各占一半，而"外籍过路菌群"（如类大肠杆菌、产气杆菌、变形杆菌、绿脓杆菌、肺炎杆菌等），则总数不超过10%。芽孢菌与酵母菌虽然也被称为常住菌，但其数量往往在肠道总细菌数的10%以下。在人体肠道中，各种微生物菌群之间按照一定的比例组合，互相制约，互相依存，在质和量上形成了一种微生态的平衡。若肌体的内外环境发生变化，导致过剩菌（包括外籍过路菌、芽孢菌、酵母菌）的繁殖显著增加，并且超过正常值的40%以上时，就会出现肠道生态微生物菌群失调。在临床上，即表现为急性腹泻或慢性腹泻。

治疗婴幼儿腹泻要慎用抗生素

据世界卫生组织统计，全球每年腹泻人数达40亿人次。发展中国家居民每年因急性腹泻死亡的人数达1000万人，我国居民年腹泻发病人数为8.36亿人次，其中儿童与老人的比例较高。

一旦发生腹泻应及时就诊，同时配合食疗（喝小米熬的稀粥），以免引起脱水。需要强调的是：家长千万不要给孩子滥用抗生素。口服抗生素虽然可以杀灭某些致病菌，但同时也会造成肠道生态微生物菌群的紊乱，即肠道原有的细菌的协调平衡状态被破坏，从而出现"继发霉菌性肠炎""伪膜性肠炎"，甚至出现"金黄色葡萄球菌肠炎"。如果出现了菌群失调和细菌耐药，就容易转变为慢性腹泻，治疗就会更加困难。总之，滥用抗生素不但不利于腹泻的治疗，还会带来许多不良副作用，导致耐药菌株不断增多。

肠道微生物菌群与健康关系密切

微生物菌群除了能够代谢产生短链脂肪酸外，还会产生大量形形色色的物质，它们进入人体血液循环后，最终被肾脏清理，通过尿液排出体外。某些微生物菌群的代谢产物是有毒的，其通过肠道被吸收，与肠道组织内的神经元和免疫细胞相互作用，并能够通过血液进入大脑，从而影响宿主的思想与精神。

解毒是肝脏的重要功能，如果肝脏功能比较差，肠道微生物菌群代谢产生的化学废弃物就会导致大脑的认知功能发生问题，即出现所谓的"肝性脑病"。此时在血液中积聚的大量毒性物质会越过血脑屏障进入大脑，直接对中枢神经功能造成损害。目前治疗"肝性脑病"的方法都是把目标放在调整肠道的微生物菌群上。

科学家在寻找能预测心血管病发生的血源性化学物质时，发现了"氧化三甲胺"这种物质，其正是肠道微生物菌群的有毒代谢产物之一。如果血液中的"氧化三甲胺"水平很高，那么此人就容易发生心脏病和脑卒中。

在日常饮食中，红肉和高脂肪食物都能够给肠道微生物菌群提供合成"氧化三甲胺"所需要的原料，包括含磷脂酰胆碱的脂肪以及肉类的成分肉毒碱等。因此，素食者和严格素食者，要比肉食者肠道代谢产生的"氧化三甲胺"的数量少很多。曾经有一位坚持了5年素食的志愿者，自愿为科学实验而吃牛排。但其食用牛排后，发现血清中"氧化三甲胺"的水平仍旧非常低，通过分析得知，该志愿者的肠道微生物菌群中，存在大量不擅长产生"三甲胺"的微生物菌群。

肠道微生物菌群与肥胖

很多人都会把肥胖与基因和遗传因素联系起来，但研究证明基因和遗传对肥胖的发生并不起决定性作用。而肥胖的发生与人类的环境因素却密不可分，如日常饮食结构、食谱组成和生活习惯等。研究发现，肠道微生物菌群参与了体内营养物质的吸收、能量的调节和脂肪的储存。也就是说，肠道微生物菌群为肥胖的发生，起了"添砖加瓦"的作用。研究还发现，肠道微生物菌群失调是肥胖人群的主要特征，同时也是其发胖的原因之一。这就不难理解，经常大量消费"洋快餐"的人群，其肠道内充满了适应汉堡包、热狗和炸薯条等食物残渣的微生物菌群，正是这些适应"垃圾饮食"模式的有害微生物菌群，严重危害人类健康。

肠道生态微生物菌群的数量优势

人类胃肠道内的微生物细菌构成了巨大而复杂的微生态系统，依据其数量多少可分为"优势菌群"和"次要菌群"。

"优势菌群"指数量比较大或种群密集度大的细菌，包括"类杆菌属""优杆菌属（即真菌属）""双歧杆菌属"等专性厌氧菌等，均属于原籍菌群。"优势菌群"能影响和控制人体整个肠道中微生态环境，决定着菌群的生理与病理学意义。

"次要菌群"主要是指"需氧菌"或"兼性厌氧菌"，如"大肠杆菌""大肠球菌"和"链球菌"等，这些细菌被称为"条件致病菌"。由于这些微生物菌群流动性非常大，所以就具有潜在的致病性。"次要菌群"大部分属于"外籍菌群"或"过路菌群"。

日常生活中，我们的身体会不断接触各种致病菌，试图侵入肠道的细菌就像攻击成建制的军队（即肠道微生物菌群），如果攻击力小，那么就很难有机会突破数量庞大的优势菌群"驻军"的防线。

微生物细菌中不同物种之间的相互作用，创造了复杂的微生物食物网络。当生态微生物菌群完整时，它们会分别享用属于自己的食物资源，细菌的生物多样性使这些细菌的生物资源能够被充分利用。肠道微生物菌群形成了严格的食物链，通过迅速使用可利用资源的方式赶走入侵者，在理想状态下，肠道微生物菌群的构成会保持稳定，并能够成功抵抗致病微生物菌群的入侵。

病原体进入人体后，如果没有足够长的时间来吸收肠道内的营养物质，就无法生存与繁殖。例如"沙门氏菌"是通过破坏肠道环境，获得长时间停留的机会，从而确保能获取足够的食物资源，最终使肠道内环境发生病变。而有益的微生物菌群要夺回被"沙门氏菌"抢走的食物资源，就会更加困难。一旦"沙门氏菌"清除了有益微生物菌群这一障碍，就会引发肠道炎症，进而改变肠道内微生物菌群的生存规则，让"沙门氏菌"占尽优势。所以，需要建立和维护强大和多样的肠道有益微生物菌群，加强内部的防御，这才有助于抵抗致病细菌的侵袭。

曾经被长期遗忘的膳食纤维

数百万年前，人类与细菌就达成了共享肠道的共生协议，食物残渣中的膳食纤维虽然人类自身消化不了，但它却是肠道微生物菌群的食物。由于现代人类从食物中摄入的膳食纤维严重缺乏，故出现越来越多的疾病，而这正是肠道微生态环境失衡的结果。

从农耕文明进入工业化社会后，食品制造商一直在寻找减少食品中膳食纤维的方法。想方设法去除谷物的外壳和麸皮，把米粒与麦粒磨得越来越细，造成"精米"与"白面"大行其道。食品制造商还通过压榨水果，将果汁从果皮与果肉中分离出来，各种果汁饮品也得到消费者的青睐。而被丢掉的小麦麸皮和水果的果皮与果肉，即富含膳食纤维的食物部分，而它们正是肠道生态微生物菌群的营养来源。简而言之，现代食品的加工过程，就是从天然食物中去除了健康的"益生元"，夺走了肠道微生物菌群的食物。

20世纪50年代，第一批建议推广增加膳食纤维摄入量的医生就明确指出，许多现代疾病是过度摄入精制碳水化合物，同时摄入膳食纤维严重不足的结果。

英国海军战舰上由于缺少水果和蔬菜，水手经常出现便秘，军医建议他们吃麦麸，水手们便迅速康复，从而使军医能够大胆地实施食用麸皮的办法来应对疾病，例如大肠憩室病、痔疮、蛀牙和头痛的问题。

在非洲医院工作的外科医生丹尼斯博士注意到，非洲当地土著人所实践的高膳食纤维的饮食结构，似乎让他们完全不受糖尿病、心脏病、结肠直肠癌，甚至痔疮、便秘等疾病的困扰。中华民族传统膳食提倡食物来源多样化，饮食结构具有广杂性、主从性和匹配性，适合人类消化道的生理结构和全面营养的需要，其中的膳食纤维是非常丰富的。

膳食纤维是一种多糖，既不能被胃肠道消化吸收，也不会产生能量。但有益的肠道微生物菌群却非常喜欢膳食纤维，如双歧杆菌等都会利用肠道食物残渣中的膳食纤维，并代谢产生短链脂肪酸——丁酸。丁酸是肠道上皮细胞的能量来源，并能够影响大脑功能，促进能给宿主有个"好心情"的神经递质产生。

膳食纤维被称为"益生元"，其不会被胃和小肠中的胃酸与消化酶破坏，可以完好无损地到达其发挥作用的结肠。每天从各种水果、蔬菜和谷物中摄取足量的膳食纤维，就可以获得多种不同形式的"益生元"，从而促进肠道中各种有益微生物菌群的生长。

第五章

与肠道菌群有关的临床案例

影响肠道生态微生物菌群的主要因素有4个方面：即人体自身的因素、摄入的膳食种类、细菌与微生物的自身因素、细菌菌群之间的相互作用。

当肠道生态微生物菌群处于健康的动态平衡状态时，致病菌或者条件致病菌存在的数目就会很少，此时，它们产生的有毒代谢产物就不足以对宿主的健康产生危害。

但当上述4个因素发生急剧变化时，肠道内的有益菌群数量会大规模减少，有害菌群的数量则疯狂增加，从而造成肠道内生态微生物菌群的动态平衡被破坏，结果就会使人出现腹泻、便秘、消化不良等一系列症状。

有害致病菌诱发小儿疝气病

初为父母的家长，在孩子出生前脑子里都有许多浪漫的想象——孩子带着微笑安静入睡，父母悠闲地推着婴儿车在树荫下散步等情景。但是在欧洲，大约1/4的婴儿却无法享受到这种幸福的时刻，原因就是患小儿疝气病的孩子非常多。这些孩子往往都在不停地哭，对小儿科医生而言，面对这种情况往往也充满沮丧和无助。

荷兰科学家研究发现，患疝气疼痛的婴儿肠道内充斥着的是变形菌门的微生物菌群，而乳酸菌与双歧杆菌等益生菌的数量却非常少。

经历剖腹产并接受配方奶粉喂养的婴儿，会更容易出现疝气疼痛。母乳喂养的孩子却很少患此病，原因在于母乳有效地增加了婴儿肠道生态微生物的多样性，促进了肠道中益生菌的繁殖，抑制了变形菌门细菌等危害健康的微生物菌群生长。不难看出，坚持顺产和母乳喂养对保证婴儿健康是多么重要。

肠道微生态失调与小儿自闭症

在美国，小儿自闭症的发病正形成"燎原之势"。根据联邦疾病预防控制中心提供的数据，每68个美国儿童中就有一个孩子受自闭症的影响，这一比例在过去10年中稳步提高。导致自闭症发病的已确认风险因素包括父母的年龄、职业及遗传因素，此外，肠道生态微生物菌群失调也被认为是可能风险因素。许多患自闭症的孩子都存在肠胃失调的问题，如慢性腹泻、便秘、肠胃痉挛和胀气，甚至有更严重的炎性肠病等。研究发现，这些儿童的肠道微生物菌群不正常。

2013年，科学家在肠道微生物菌群与自闭症关系的研究方面取得重大进展。已经有充足的证据表明，大脑"了解"肠道内的微生物菌群，而肠道微生物菌群也能影响人的情绪，甚至改变人的某些行为。所以科学家认识到，生态微生物菌群的功能已经超出了肠道，它还能够影响人类的大脑。

神经递质"血清素"是负责监管人体的幸福感的，而肠道微生物菌群却能影响体内血清素的水平。治疗焦虑和抑郁症常使用的西药处方药如"百忧解""左洛复"和"帕罗西汀"等，都是通过调节血清素的水平来发挥作用的。

美国麻省理工学院一位女教授研究发现，伴随转基因大豆使用的除草剂——"草甘磷"可以诱发人类"自闭症"、癫痫、老年痴呆等。美国

"草甘膦"的使用量约占全球的25%，市售多数非有机食品中都存在"草甘膦"残留，特别是转基因大豆中的残留量更高。这自然会严重伤害孩子的肠道生态微生物菌群的结构。在2009—2014年期间，美国孩子自闭症发病率增加了78%。2014年，美国患自闭症孩子的比率上升到1∶50。该教授预测，到2025年，美国新生儿中可能有一半会患自闭症。

第六章

认识人类的第二大脑——"腹脑"

在消化道的内壁、胃部、大肠与小肠的组织细胞皮层中，存在非常复杂的神经网络，总数大约有1000亿个神经细胞。胃肠道的"神经系统"与大脑里的细胞数基本相等，结构也与大脑大致相同，这便是人类的"腹脑"。

血清素是人体神经的传递物质，约95%的血清素都产生于"腹脑"，人体的这个"第二大脑"能下意识地储存身体对所有心理过程的反应，并且每当需要时就能将信息向大脑递送。不仅给大脑留下印象，还会给胃肠道打上烙印。"腹脑"能传递很多感觉和知觉，有自己的喜怒哀乐，如果不善待"腹脑"，就容易生病。

藏在人类肚子里的"腹脑"

生气会引起胃痛、腹痛，悲伤会导致食欲下降，吃得好会心情舒畅，中医认为"胃不和则睡不宁"，紧张会引起腹泻，遇到惊吓会让人"屁滚尿流"，这些情志的经历都与大脑密切相关，但也与人类的第二大脑——"腹脑"有关。

"腹脑"也称"腹部大脑"或"第二大脑"。人体肠道内的神经元网络像脊髓神经元网络一样丰富而复杂，由海量的神经元、各种激素和形形色色的化学递质组成的回路，不仅能将肠道状态的信息发送给大脑，还能配合大脑

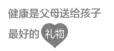

反过来直接影响肠道内环境。

"腹脑"通过迷走神经与大脑相联，但又相对独立于大脑监控胃部活动及消化过程，观察食物特点、调节消化速度、加快或放慢消化液的分泌。"腹脑"就像大脑一样，能够感觉肉体和心情伤痛。不少胃肠病患者总是噩梦频频，睡不好觉，其根本原因就在"腹脑"与大脑一样，有自己的喜怒哀乐，能指挥，会做梦。故"腹脑"被誉为人体消化器官的"总开关"。其不仅能分析营养成分、盐分及水分，而且能够调控吸收和排泄，并精确平衡抑制与激动型神经递质、激素以及保护性分泌物。

大脑与"腹脑"哥俩"患难与共"，共同感受肉体和心情的伤痛。一般来说，当一个人生气时，"腹脑"的反应就是吃不下饭，甚至会发生胃疼。另一方面，哥俩还"同病相怜"、"一损俱损"，对某些疾病的反应出人意料地"同步"。"腹脑"生病的概率比大脑还要高。而且"腹脑"一旦生病就会株连大脑，甚至引起全身不适。所以想要保持健康，善待"腹脑"具有举足轻重的意义。

"腹脑"被发现的历史

1907 年，科学家拜伦·罗宾逊出版了《腹部和盆腔脑》一书，提出："分布在人体腹部和盆腔内的植物神经系统是一种继发性脑，它负责调节内脏功能（节奏、吸收、分泌和营养）。"

1993 年，中国脑外科医生王锡宁发现人体脑组织外观褶皱与肠组织的外观褶皱惊人的相似，当把人体消化管腔与脑室管腔两套板块模型，漂移对位重叠时，发现两者的解剖系统构成之间有严格的对称性。王锡宁发现"腹脑"的解剖形态学证据，使"腹脑"与"头脑"的区别如同"脚"与"手"一样清楚。

1998 年，哥伦比亚大学解剖和细胞生物学教授格肖恩的专著《第二大脑》提出，每个人都有第二个大脑——即"腹脑"。其既与大脑和脊髓有联系，又相对独立于大脑。"腹脑"首先是独立的，例如人体内的括约肌是不受大脑控制的，它就是在"腹脑"控制下发挥作用的。不仅如此，整个消化、吸收、排泄过程都是在"腹脑"控制下独立进行的。人体腹部的神经网络非常复杂，分布在消化道胃肠等消化器官中的神经系统总计大约有1000亿个神经细胞，数量多于骨髓细胞，与大脑细胞的数量相等。

德国科学家奥尔巴赫用显微镜观察发现，在肠壁上有两层由神经细胞构成的、薄如蝉翼的网状物，这些神经组织就是"腹脑"的核心。有趣的是，这也验证了中国古代先贤的先见之明，比如汉语成语"满腹经纶"中的"经纶"，原意就是指整理后的蚕丝，不正是描述了奥尔巴赫发现的网状神经组织吗？从大脑中延伸出来、进入脊椎的神经束，如同一捆机房中的网线。从脊柱两侧不断引出支线，化作一张张精致的神经网络，细小的神经纤维密密麻麻分布在各个脏器的壁上，组成了"植物神经"系统。肠道神经系统就是植物神经设在消化道的分部，约由5亿个神经元组成，从食管到肛门，连起来总计约有9米长。由于消化过程是一项极其复杂的生理活动，所以必须由专门的神经网络进行管理。"腹脑"就是肠道内的神经系统，人类的大脑和肠道之间存在着原始的联系，人们常常谈论"直觉"这个词，许多人在做某些决定时，往往"相信直觉"。

"神经元胃肠学"揭示"腹脑""的秘密

中华文明源远流长，汉语的语言与文字是智慧的产物。汉字象形、表意、直观、优美，构字风趣，如"好""妙""尖""灵"等。古代先贤创造了许多具有真知灼见的词汇，而描述"腹"和"肠"的都是含有智慧与情感的词语，如"诉说衷肠""古道热肠""荡气回肠""满腹经纶"与"一肚子委屈"等。

长期以来人们都认为消化道只具有反射功能，为研究胃肠道神经系统与大脑中枢神经系统间的相互作用及反射的奥秘，诞生了"神经元胃肠学"。

研究发现分布在食道、胃、小肠、结肠组织叶鞘上的神经元、神经传感器和蛋白质，均与大脑一样，它们之间也快速地传递信息，并独立地感知与接受信息，并且作出反应，产生愉悦或不适等感觉。

数以百万的神经元连接着大脑和肠道，成为人体自主神经系统的一部分，正是这个庞大的神经网络，负责监控从食管到肛门的整个消化系统。负责对"消化"食物，对信息、外界刺激、声音和颜色等产生"反馈"。肠道神经系统的分布非常广泛，并作为独立整体"腹脑"在自主运行，其还与大脑不断定期沟通。

大脑与肠道菌群的双向沟通

大脑和肠道微生物菌群之间的沟通是双向的，微生物菌群可以影响情绪和记忆，大脑也会反过来对肠道微生物菌群发挥作用。微生物菌群能敏锐地意识到肠道内环境的变化，如果食物通过肠道速度缓慢，其中的微生物菌群就会变得更加丰富；如果食物通过肠道的速度太快，那么肠道微生物菌群的数量则会相对变少。

微生物菌群、精神压力和免疫系统交织在一起，会产生极其复杂的相互作用。精神压力对免疫系统的长期影响，会导致肠道微生物菌群发生持续的变化。例如与母亲分开生活的恒河幼猴，不仅在肠道微生物菌群构成方面与分离前不同，而且更容易感染疾病。如果不能正确地调整肌体免疫反应，肠道微生物菌群结构也将出现恶化。

感染肠道病原体的老鼠会发生焦虑，这是微生物菌群影响行为的实例。而焦虑也能导致肠道微生物菌群的结构发生变化，出现腹泻或便秘等胃肠功能紊乱，如肠易激惹综合征和肠道动力障碍性疾病。炎性肠病和肠易激综合征的特征不仅包括慢性腹泻、便秘和胃胀气等胃肠道症状，还有抑郁、焦虑等情绪紊乱。人类自身的初步研究，显示了益生菌能够缓解慢性疲劳综合征和肠易激综合征的希望。连续30天，每天服用两种混合益生菌的志愿者，治疗后就感觉不那么焦虑和抑郁了。这些研究提示我们，肠道微生物菌群对治疗大脑和消化道疾病也在发挥着重要作用。

聪明的"腹脑"能够分析食物中含有的成千上万种化学物质，一旦毒素进入体内，"腹脑"会首先察觉，然后就会引发腹泻。同时还立即向大脑发出警报，大脑指挥肌体采取呕吐、痉挛等保护性反应，使人体免受毒物的侵害。已知体内的神经递质血清素约95%来自"腹脑"，已发现约有50余种能调节胃肠功能的激素。"腹脑"的细胞类型、所含神经生化物质以及感受器等也与大脑相似。近年发现腹部通往大脑的神经束比反方向的要多许多，而且90%的神经联系方向是从下至上的。

保护负责"情商"的"腹脑"

人们常用"满腹经纶""腹有诗书"形容一个人满肚子都是才学，从医学的角度看也有一定道理，情绪、心情、思考、记忆还真的与肠子有关。曾几何时，古代先贤早已将人的腹部与学习、记忆、情感等联系在一起，认为"腹"与"肠"都有智慧和情感。迄今，论及讲话或写作时，仍有打"腹稿"之说，也不乏见到"腹有诗书气自华"的才子。无独有偶的是，古人在表达某些思维活动或情绪好坏时，也常与"腹"和"肠"挂钩。描述"心肠"不好的恶人时，常用"口蜜腹剑"一词；也爱用"一肚子坏水"，来形容某些奸诈小人。当一个人悲痛至极时常用"断肠"一词，如"愁肠寸断""泪干肠断""柔肠寸断"等。而"牵肠挂肚"这些涉及情绪、心情、思考、记忆的词汇，也都与肠道建立起了联系。

虽然肠道在身体内的地位不高，但肠道神经的作用却有着极高的地位，从起源和形成过程看，它和大脑中枢神经一脉相承，论"辈分"的话，它与大脑平辈。以重要的神经介质"5-羟基色胺"（也叫血清素）为例，其只有5%是大脑分泌的，其余95%都是在肠道合成的，所以肠道又被称为是人体最大的内分泌器官。如果体内多巴胺的水平过低，就会使人的情绪低落，对事物没有兴趣。抑郁症患者往往多巴胺与5-羟基色胺的水平都比较低下，特别是5-羟基色胺供应不足。

"腹脑"是有社会性的大脑，科学家用智商（IQ）来测量"大脑"，用情商（EQ）来测量"腹脑"的水平。一个人一生要获得成功，80%是由情商决定的。"腹脑"不仅影响消化吸收，还能对精神状态与情绪产生影响。只有注意心理卫生、保持精神的愉快与清明，才能使气血运行畅通，食物中所含营养物质才能被充分吸收。

所以，要像保护大脑那样保护"腹脑"。大脑最怕劳累与思虑过度，最怕不良情绪的刺激。同样，"腹脑"也不能思虑过度，更不能受恶劣情绪的干扰。特别是就餐时，一定要保持欢快愉悦的情绪，这样才能保护好"腹脑"。有很多家长喜欢在饭桌上教育孩子，这个习惯非常不好。中国有句俗语，叫"食不言、寝不语"，这句话除了依据传统理法教化之外，还有保护身体健康的意义。因为中枢神经高度紧张时，怎么能好好地吃饭呢？又如何保证胃肠功能正常呢？自然"腹脑"的功能也会发生紊乱，长此以往，真是得不偿失。

第七章

抗生素是滥杀无辜的凶手

第二次世界大战后，抗生素——青霉素的发明与应用，救活了无数感染性疾病的患者，使得许多细菌引起的、危害人类的感染性疾病都受到了控制。此后，形形色色的抗生素不断问世，并得到更加广泛的应用。因此，20世纪被人们称为"抗生素的世纪"。

进入21世纪以后，伴随微生态研究的深入，临床医学发现，任何一种抗生素的滥用都会引起体内肠道生态菌群的混乱。而在人体内环境中，与健康关系最密切的就是生态微生物菌群，一旦肠道生态微生物菌群失调，就会百病丛生。

口服"抗生素"后究竟发生了什么？

许多家长有个习惯，只要孩子一生病，就让孩子服用抗生素。然而，研究显示，滥用抗生素会通过损害体内肠道的有益生态微生物影响健康。西方制药公司开发了越来越多的广谱药物——即能杀死各种不同细菌的抗生素。但是不管身体哪里发生细菌感染，治疗用的抗生素基本都是通过口服途径进入体内的。抗生素进入消化道后，肠道生态微生物菌群就成了最直接的靶子。

肠道生态微生物菌群建造了体内健康的内环境，而抗生素滥杀无辜的结果，是给肠道生态微生物菌群带来严重的伤害。对某些人来说，恢复原有生态肠道微生物菌群的平衡可能需要好几个月，在此期间患者患腹泻等疾病的风险会大大增加。

如环丙沙星是常见的广谱抗生素，该药的作用机制是抑制微生物复制其DNA的能力，从而防止细菌增殖。临床观察发现，服用环丙沙星后，被测试者肠道微生物菌群的丰富性和多样性出现迅速下降，肠道菌群的数量减少到原来的 $1/10 \sim 1/100$。幸存的微生物菌群种类也大幅度减少，占人体肠道微生物总数25%～50%的菌种消失殆尽。甚至患者在使用环丙沙星治疗结束两个月后，肠道生态微生物菌群还没有恢复正常。

抗生素滥用造成肠道菌群紊乱

人体肠道微生态环境是细菌和人类和平共处的结果，生态微生物菌群对健康发挥着巨大的作用。学术界将肠道双歧杆菌与大肠杆菌比值（B/E值），作为评价肠道生态菌群状态的重要指标。健康人的粪便中将10作为B/E值的临界标准，即双歧杆菌数至少为肠杆菌数的10倍，低于此值则可视为肠道菌群比例失调。

肠道微生物菌群的不平衡，即"坏"的微生物多于"好"的，则被称为肠道微生态失调。这种不平衡是肠道炎症、滥用抗生素或饮食失衡等环境压力造成的。我国卫生系统在20世纪70年代推广各种抗生素时，忽视了对抗生素副作用的同步宣传，也没有及时立法规范抗生素的使用，结果致使民众及基层医务人员误认为抗生素是万能神药，不仅拉肚子用，感冒、发烧、嗓子疼都会使用抗生素，从而造成抗生素的滥用。对婴幼儿而言，肠道生态微生物菌群是否正常，影响着其稚嫩的肌体免疫系统的发育与成熟，与孩子的健康息息相关。抗生素的滥用，致使许多孩子肠道生态菌群失调，诱发肠功能紊乱、免疫耐受力降低，造成慢性腹泻、肠易激综合征、结肠炎等疾病大量发生。

据国家有关部门的调查，我国腹泻患者中抗生素滥用的比率高达85.7%。因为抗生素的滥用，全国每年约有8万患者致死。迄今为止，抗生素的滥用已导致1500余万孩子失聪。可见，抗生素滥用造成的肠道菌群混乱的危害有多么可怕。

低剂量抗生素能够诱发婴儿肥胖

2006年，欧盟颁布了最严格的食品安全法，禁止在家畜与家禽饲料中添加抗生素。而在几十年前，欧洲农民发现，给牛、羊、鸡、猪注射低剂量的抗生素后，可使其体重增加约15%，这为畜禽养殖业者带来了额外的利润。而且家畜和家禽越早使用抗生素，体重会增加得越多。这不禁使科学家联想到，人类的婴儿频繁地接触抗生素，是否也会使其体重增加，出现肥胖呢？

研究也发现，接受低剂量抗生素的老鼠体内脂肪比例会明显增加。随着体重的增加，老鼠肠道微生物菌群结构就变得同肥胖的人类似。让接受抗生素的老鼠与对照组老鼠摄取相同热量的食物，发现前者能以增加体重的方式吸收和存储热量。

对1.1万名英国儿童的观察发现，6月龄前使用抗生素的孩子平均体重比同龄孩子要高。在6月龄至3岁龄间，使用抗生素的孩子，要比其他孩子体重更重。更令人不安的是，使用抗生素后很长时间内，其对体重增加的影响仍然在继续发挥作用。

肠道生态微生物菌群失衡是造成孩子肥胖、糖尿病等多种代谢异常的重要原因。失衡的肠道微生物菌群产生的脂多糖等内毒素进入人体，被免疫细胞识别后产生多种炎症因子，造成肌体处于低度炎症状态。长期低度炎症会使肌体对胰岛素的敏感度下降，进而诱发胰岛素抵抗，出现Ⅱ型糖尿病。

另外，如长期进食高脂肪与高糖食物，会造成肠道微生物菌群中条件致病菌的比例增加，而共生菌群的比例下降，结果使得从食物中摄取的能量更容易转化为脂肪，脂肪累积于皮下，自然就会造成孩子肥胖。

从抗生素时代转变为微生态时代

肠道健康是人体健康的基础，人的一生中，约95%以上的感染性疾病直接或间接与消化道有关。人和动物体内都充满了各种各样的微生物，除了致病菌外还有许多非致病的生态菌群，它们不但对人体无害，还参与了肌体内一系列正常生理活动。

国际抗生素委员会主任指出：抗生素时代已经过去了，应转变为微生态时代。微生态是细菌和人类和平共处的结果，生态菌群对人类健康发挥巨大的作用。如果杀完细菌人类恐怕就无法生存了。人类皮肤和黏膜的细菌数目是肌体细胞总数的10倍。肠道微生物菌群是极其复杂的微生态系统，每克粪便（湿重）中有$10^{11} \sim 10^{12}$个细菌，占粪便重量1/3。肠道正常菌群有免疫、营养及生物拮抗功能，直接同肌体免疫、营养、代谢功能有关。

研究发现"腹脑"具有记忆功能。过度或持续不断的恐惧不仅在大脑会留下印象，也给肠胃器官打下了烙印。 拥有智慧的"腹脑"，整天都在向大脑汇报与沟通。研究发现人在沉睡无梦时，肠道器官会出现柔和有节奏的波形运动；但做梦时，内脏就开始出现激烈的震颤。反过来，内脏受到刺激，就会使人做更多的梦。肠功能紊乱的病人总抱怨睡不好觉，原因就在这里。"胃不宁则寝不安"，人如果吃得不合适是常会做噩梦的。人类对神经系统的研究有100年的历史，但对"腹脑"的研究才刚刚起步。因此人体肠道生态微生物菌群与健康的研究，将是21世纪新的探索领域。

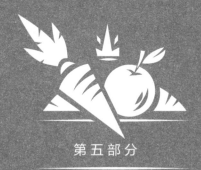

第五部分

给孩子的平衡健康菜肴

♥

我国最早的中医学经典《黄帝内经》提出"圣人不治已病治未病",强调预防重于治疗。中华民族自古就有"药食同源"的传统,历代中医药典《本草》中,将所有的食物与药物均混为一谈,都有"寒、热、温、凉"四性。中医提倡食疗,用食物预防疾病、维持健康,提高治疗效果。各种谷物、蔬菜、水果都成了治病良药,"食养"与"食治"成为中医"食疗"的理论基础。

西方公认的"现代医学之父"希波克拉底,在公元400年就曾指出,"我们应该以食物为药,饮食就是你首选的医疗方式",这一论断同中医"寓医于食"的理论不谋而合。

烹饪中"一菜平衡"的概念

所谓"一菜平衡",就是一盘菜肴里有足够一人一餐的碳水、蛋白质、维生素等需要量,还要符合营养配餐的其他要求,即品种多样、色彩多样。具体地说,一份菜肴内肉类原料应达到80克,蔬菜达到200克以上,色彩搭配要达到红、黄、绿3种以上。再加上主食,就构成一道符合膳食平衡理论的营养餐。

"木须肉"是中餐菜肴中比较少见的、能达到"一菜平衡"要求的经典菜肴。此菜所用的食材计有肉、蛋、瓜类(黄瓜)、根类(笋),以及花类(黄花菜)、菌类(木耳),基本上达到了"一菜平衡"的要求。其他菜肴如鱼香肉丝、宫保鸡丁、五彩鱼丝、锦绣里脊等,稍加改进后,也能够基本达到"一菜平衡"。

配餐要保证达到"一菜平衡"的要求,每款菜肴达到的指标基本如下:

1. 菜肴中动物性食材最少要有1种,最好搭配2种,总量不超过50克;

2. 蔬菜最少有3种,最好3种以上;

3. 所用新鲜蔬菜的总量要达到200克以上;

4. 新鲜蔬菜的颜色达到3种以上;

5. 新鲜蔬菜的品种构成，要照顾火候、味道、质地、形状的同一性。

现在很多学校有食堂、有厨师，有的学校还配备营养师，建议负责学校餐饮的工作人员都要学习和掌握"一菜平衡"的概念，并且认真实践。

烹饪菜肴食盐与酱油的用量

20世纪80年代，全国居民高血压抽样普查结果显示，北京约1/5的人口患高血压。与"南甜、北咸"的饮食习惯相对应的高血压患病率，存在着规律性的变化，自北至南呈明显下降趋势，在大城市中，北京＞天津＞上海＞广州。北京市高血压患病率为广州市的4.4倍。因此，改变"口重"的饮食习惯，科学地安排膳食，是控制高血压发生的重要手段。

不要让孩子养成"口重"的习惯，这对少年儿童一生的健康都会有益。著名的国家级烹饪大师——侯玉瑞先生主张：在日常烹饪菜肴时，食盐的用量，最好控制在烹饪菜肴使用的食材原料重量的0.8%～1%。煨汤时食盐的投放量，以所有原材料、汤水的总重量为基数与盐的比例，应该控制在0.8%左右，以防汤品的味道太咸。

在烹饪菜肴使用酱油时，也要注意酱油的含盐量，如果不注意换算，酱油用多了，也会造成菜肴口味过重。酱油的含盐量一般在17%～21%，以10克酱油为例，含盐量即为17%，就是1.7克盐；含盐量为21%的则为2.1克盐。了解了这些，在烹饪中加酱油，给菜肴进行调鲜时，心里就有数了。

40道中餐菜肴

孩子成长过程中需要多种营养物质，这些营养物质要按照适宜的比例相互配合，达到平衡，才能使孩子健康发育成长。因此，健康的饮食应根据平衡膳食的原则，合理配料，科学烹饪，从而保证孩子摄取的营养平衡。

以下分享的40道中餐菜肴，包括冷菜10道、热菜15道、汤羹15道（包括3道甜羹），由著名国家级烹饪大师、国家人力资源与社会保障部教育培训中心的侯玉瑞主任精心设计，这些可口又平衡的菜肴会给孩子们带来美味和健康。

一、冷菜

【赛香瓜】

主料：黄瓜300克

副料：新鲜的梨150克、山楂糕（金糕）50克

调料：白糖少许

制作方法：

（1）黄瓜和梨洗净，用淡盐水浸泡30分钟。然后，将黄瓜和梨都切成0.2×0.2厘米截面的细丝。

（2）山楂糕切成截面0.2×0.2厘米、长4厘米的细丝。

（3）把黄瓜丝放在盘子底部均匀摊开，上面放上梨丝，在梨丝上面放上山楂糕丝，山楂糕丝上面撒上白糖即成。

口味特点：口味甜酸，质地清脆，酷似香瓜。

营养功用：清热解毒，化痰止咳。

注意事项：

（1）最好餐前现切、现拌，过早操作梨丝会出现锈色。

（2）白糖可用木糖醇代替。

赛香瓜主要营养成分表

总热量		379 千卡	
成　分	重量（克）	成　分	重量（毫克）
蛋白质	3.2	钙	115
脂　肪	0.8	铁	2.5
碳水化合物	89.4	锌	0.63

【醋油圆椒（柿子椒）沙拉】

主料：圆椒（柿子椒）200克

副料：西红柿100克、黄瓜100克、香菜30克

调料：盐4克、白醋30克、香油20克、白糖5克、蒜50克

制作方法：

（1）将圆椒洗净去蒂、西红柿洗净、黄瓜洗净去籽，均切成小丁。香菜洗净切成2厘米长的段。

（2）蒜瓣洗净去蒂，用刀拍碎，斩成蒜泥（如果有捣蒜的石臼，用其捣出的蒜泥更好），盛入小碗中。

（3）蒜泥中放入少许盐、白糖，用小勺调拌均匀，再放入香油继续调拌，待蒜茸黏稠均匀后，倒入白醋调匀即成。

（4）把切好的圆椒丁、西红柿丁、黄瓜丁放入较大的容器中，加入蒜茸、白醋、香油拌匀，撒上香菜段即可。

口味特点：酸辣适口，清脆爽口。

营养功用：清热解毒，杀菌祛火。

注意事项：

（1）凉拌菜肴洗涤一定要彻底，最好切之前用5%的淡盐水浸泡20分钟。

（2）醋油圆椒沙拉的制作最好是现吃现拌，拌制过早容易出水，影响菜肴口感和味道。

醋油圆椒沙拉主要营养成分表

总热量	349.71千卡		
成　分	重量（克）	成　分	重量（毫克）
蛋白质	7.03	钙	130.03
脂　肪	21.03	铁	5.25
碳水化合物	33.08	锌	1.34

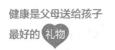

【番茄沙拉】

主料：番茄200克

副料：黄瓜200克、甜洋葱50克

调料：盐4克、白醋4克、白胡椒粉0.2克、橄榄油30克

制作方法：

（1）番茄洗净，一破四后切成厚片，黄瓜洗净切成厚片，甜洋葱洗净剥去外皮切成片。

（2）把切好的番茄片、黄瓜片、洋葱片装入较大的容器中，先放盐拌均匀后再依次放入白胡椒粉、白醋、橄榄油搅拌均匀即成。

口味特点：口味咸鲜，微酸微辣，清淡脆爽。

营养功用：除热祛湿，杀菌解毒。

注意事项：

（1）凉拌菜肴洗涤一定要彻底，最好切之前用5%的淡盐水浸泡20分钟。

（2）橄榄油番茄沙拉最好现吃现拌，拌制过早容易出水，影响菜肴的口感和味道。

（3）橄榄油最好选用凉拌沙拉专用的，营养和味道的效果更好。

番茄沙拉主要营养成分表

总热量	369.74千卡		
成　分	重量（克）	成　分	重量（毫克）
蛋白质	4.95	钙	85.46
脂　肪	30.94	铁	2.76
碳水化合物	17.87	锌	0.88

【蒜泥拌白菜】

主料：白菜400克

副料：大蒜30克、香菜30克

调料：盐2克、醋30克、糖10克、酱油5克、香油25克

制作方法：

（1）白菜选取嫩心，切成细丝。大蒜剥皮去蒂，香菜洗净切成2厘米长的段。

（2）大蒜拍碎，锤剁成茸，放盐调拌均匀后再放进醋、糖、酱油、香油调成蒜泥汁。

（3）白菜装入容器中，放入蒜泥汁，调拌均匀后拌入香菜即成。

口味特点：蒜香浓郁，脆爽适口。

营养功用：消炎解毒，润肺止咳。

注意事项：

（1）尽量挑选甜口的白菜，取菜心部位，因为甜口白菜的青菜气味小，更加适口。

（2）最好现吃现拌，过早拌制白菜容易出水，影响菜肴的口感和味道。

蒜泥拌白菜主要营养成分表

总热量	415.53千卡		
成　分	重量（克）	成　分	重量（毫克）
蛋白质	10.81	钙	332.69
脂　肪	26.01	铁	6.09
碳水化合物	34.55	锌	1.74

【香干拌芹菜】

主料：芹菜300克、香干50克

调料：盐3克、糖5克、姜10克、香油20克

制作方法：

（1）芹菜洗净后顺茎掰开，择掉芹菜叶后备用，抽出芹菜茎中的老筋，切成小段。香干切开后，也切成小条。姜去净老皮，洗净切成细末。

（2）锅刷洗干净，放入1000克清水烧开，放入香干条后煮2分钟捞出，再把芹菜放入开水中，焯水处理后迅速捞出，并且用清水过凉，芹菜叶子迅速焯水并过凉。

（3）将芹菜、芹菜叶和香干放入较大容器中，放入盐、糖、香油、姜末拌匀即成。

口味特点：咸鲜清淡，清脆爽口。

营养功用：清热解毒，益气和中。

注意事项：

（1）芹菜叶子不可丢弃，其有降血脂的功能。

（2）焯水时水量一定要大，因为水量大，热量多，焯水的时间短，营养素损失小。

香干拌芹菜主要营养成分表

总热量		341.58千卡	
成　分	重量（克）	成　分	重量（毫克）
蛋白质	12.44	钙	396.96
脂　肪	24.5	铁	7.09
碳水化合物	17.83	锌	1.60

【糖醋拌紫甘蓝】

主料：紫甘蓝350克

调料：盐1克、白糖30克、白醋25克

制作方法：

（1）紫甘蓝去掉老叶，洗净后把叶子一片一片剥下，切成均匀的细丝。

（2）把甘蓝丝装入大碗中，放入糖和盐，腌制约10分钟后，倒入白醋拌均匀即可。

口味特点：口味酸甜，清脆可口。

营养功用：清热解毒，提高抵抗力。

注意事项：虽然是"糖醋拌紫甘蓝"，但一定要放点盐，盐会使糖的口感更突出。

糖醋拌紫甘蓝主要营养成分表

总热量	321千卡		
成　分	重量（克）	成　分	重量（毫克）
蛋白质	14.9	钙	241
脂　肪	2.2	铁	5.1
碳水化合物	60.1	锌	3.08

【西红柿黄瓜沙拉】

主料：西红柿100克、黄瓜150克

副料：香芹50克

调料：盐3克、白醋10克、胡椒粉0.2克、橄榄油20克

制作方法：

（1）西红柿洗净，黄瓜洗净，香芹择去老叶、洗净，用淡盐水泡30分钟。

（2）用十字刀将西红柿切四瓣后再切成0.4厘米的厚片，黄瓜顶刀切成圆片，香芹切成小段。

（3）把西红柿、黄瓜放入容器中，加入调味料盐、白醋、胡椒粉、橄榄油拌匀。

（4）香芹撒在一个大盘盘底，把调拌好的西红柿与黄瓜倒在上面即成。

口味特点：酸辣适度，咸鲜清爽。

营养功用：清热解毒，提高免疫力。

注意事项：现吃现拌，更显清爽新鲜的特点。

西红柿黄瓜沙拉主要营养成分表

总热量	247千卡		
成　分	重量（克）	成　分	重量（毫克）
蛋白质	4.1	钙	94
脂　肪	20.7	铁	2.4
碳水化合物	11	锌	0.63

【蒜泥黄瓜】

主料：黄瓜400克

副料：香菜50克

调料：盐2克、醋30克、糖10克、酱油5克、香油25克、大蒜30克

制作方法：

（1）黄瓜洗净，用淡盐水浸泡30分钟，切去黄瓜头尾，用刀中间劈开，然后用刀面拍破，将黄瓜片成斜线角的小块。香菜择洗干净，切成2厘米长的小段。

（2）大蒜拍碎，锤剁成茸，放盐调拌均匀后再放进醋、糖、酱油、香油调成蒜泥汁。

（3）把黄瓜放在容器中，倒入调好的蒜泥汁拌匀后，放入香菜拌匀即成。

口味特点：咸鲜清爽，蒜香浓郁。

营养功用：清热解毒，减缓咽喉肿痛。

注意事项：

（1）一定要现吃现拌，过早拌制会影响口味。

（2）大蒜拍碎，切剁成茸泥，放置20分钟后再调制成蒜泥，口味和杀菌效果更好。

蒜泥黄瓜主要营养成分表

总热量	398 千卡		
成 分	重量（克）	成 分	重量（毫克）
蛋白质	7.6	钙	172
脂 肪	26.1	铁	6.7
碳水化合物	32.8	锌	1.7

【拌萝卜丝】

主料：萝卜400克（适用于各种萝卜，包括卫青、心里美、象牙白、小水萝卜、卞萝卜）

调料：盐4克、醋25克、香油20克

制作方法：

（1）萝卜洗净，去皮、刮掉根须，切成0.15×0.15厘米截面的细丝。

（2）萝卜丝装入洁净的容器中，放入盐拌匀，再放入醋和香油，调拌均匀即可。

口味特点：口味酸辣咸鲜，口感清脆。

营养功用：萝卜中含有抗肿瘤、抗病毒的活性物质"干扰素诱生剂"，白萝卜、青萝卜和心里美萝卜等都含此成分，生吃细嚼萝卜才能使之释放，故生吃萝卜可提高免疫力。

注意事项：

（1）临近开餐前，萝卜一定要现切现拌，避免造成维生素的损失。

（2）凉拌菜中放醋有杀菌和保护维生素的作用，一定要选新鲜质好的醋。

（3）若愿意吃酱油的口味，一定选择适合制作凉拌菜的新鲜质量好的酱油。

拌萝卜丝主要营养成分表

总热量	267.78千卡		
成 分	重量（克）	成 分	重量（毫克）
蛋白质	3.73	钙	230.93
脂 肪	20.42	铁	3.18
碳水化合物	17.27	锌	0.88

【醋浸黄瓜花生仁】

主料：花生仁50克

副料：黄瓜100克

调料：盐3克、醋75克、橄榄油10克

制作方法：

（1）花生用凉水泡，1小时换一次水，待充分鼓胀后用开水冲泡一次，以便能搓下花生衣。

（2）黄瓜洗净去皮，裁成四条，剔除瓜籽，用斜刀切成橄榄仁形。

（3）泡好的去衣花生用盐和米醋浸泡2小时后，放入黄瓜丁一同腌泡10分钟，控出醋汁，拌入橄榄油装盘即成。

口味特点：脆嫩生浆，酸咸适口。

营养功用：杀菌消毒，润肺化痰。

注意事项：

（1）花生一定泡到似种子发芽前的吸水状态，使花生内产生浆汁。

（2）调拌最好用橄榄油，因为橄榄油能更好地衬托花生浆汁的清香口味。

醋浸黄瓜花生仁主要营养成分表

总热量	410千卡		
成　分	重量（克）	成　分	重量（毫克）
蛋白质	14.9	钙	60
脂　肪	32.6	铁	6.2
碳水化合物	14.1	锌	2.4

二、热菜

【蒜子烧鱼块】

主料：鲤鱼500克

副料：蒜瓣150克

调料：盐2克、料酒20克、深色酱油10克、白糖5克、醋20克、葱25克、姜20克、油250克（实耗50克）、淀粉25克

制作方法：

（1）先把鱼去鳞、去鳃、净膛以后，洗净，斩掉鱼头，把鱼片开后，再切成块。将大葱择洗干净、切段，姜切片。蒜瓣剥皮洗净，切除蒜蒂。

（2）用2克盐、10克料酒把鱼块腌渍30分钟，撒入淀粉使鱼块滚裹均匀备用。

（3）炒锅刷净上火，放油烧热（约180℃左右），把鱼块分3～4次下锅煎炸，使鱼块表面结上一层硬痂后捞出，把油控净。

（4）炒锅再次上火，淋入少量底油后放入葱段、姜片煸香，再放入蒜瓣和鱼块，加入300克清水，放入糖5克、料酒10克、酱油10克，用大火烧开，再转中小火煨煮10分钟左右即成。

口味特点：口味咸鲜、回甜，蒜香浓郁，鱼肉细嫩，汤汁浓厚。

营养功用：滋补强身，消炎解毒。

注意事项：

（1）炸鱼的油温不可过高，油温过高则油脂会产生热聚合反应，使油变

黏变稠，色深并产生哈喇味。经常食用高温后的油对健康也有害。

（2）煨制鱼块时火力控制非常关键，大火烧开后转小火煨，才能使鱼肉有细腻的口感。

蒜子烧鱼块主要营养成分表

总热量	1352.65千卡		
成　分	重量（克）	成　分	重量（毫克）
蛋白质	98.4	钙	353.39
脂　肪	70.97	铁	11.14
碳水化合物	78.54	锌	12.44

【大葱爆炒肉片】

主料：猪肉150克

副料：大葱300克、香菜50克

调料：盐1克、糖5克、料酒10克、酱油10克、醋10克、油30克、香油5克、姜15克

制作方法：

（1）猪肉洗净，切成0.2厘米的薄片，大葱择洗干净，斜刀切成鹅毛状，姜切薄片，香菜择洗干净切成小段。

（2）锅内放入油用大火烧热，先将姜片煸炒出香味后，放入肉片和盐用旺火煸炒，待肉变颜色后放入大葱一起翻炒，将葱翻炒塌秧后，依次放入酱油、糖、料酒，煸炒均匀，然后烹入醋与香油，装盘前撒入香菜，翻炒均匀即可。

口味特点：清香扑鼻，咸鲜香嫩，葱香浓郁。

营养功用：滋阴润燥，通阳解毒。

注意事项：

（1）因为是用旺火煸炒，故翻炒速度要快，避免造成糊锅。

（2）炒葱的火候一定要恰当，炒不透会带有生葱的辣味，入味也不透；

而炒的过于熟烂，则会影响菜肴的口感和味道。

（3）此菜还适用于牛肉、羊肉，烹调方法相同，为了压腥味可适当多放10克左右米醋。

大葱爆炒肉片主要营养成分表

总热量	950.74 千卡		
成　分	重量（克）	成　分	重量（毫克）
蛋白质	29.67	钙	165.42
脂　肪	82.36	铁	7.37
碳水化合物	22.32	锌	3.06

【山药爆圆椒（柿子椒）】

主料：山药150克、圆椒200克

调料：盐3克、料酒10克、葱10克、姜10克、色拉油25克、淀粉5克、香油5克

制作方法：

（1）山药洗净，去皮切成薄片。圆椒去蒂，片成大片。将葱择洗干净后切末，姜则切小片。

（2）锅中放入500克清水，上火烧开，把山药片放入沸水中焯半分钟，迅速捞出并用冷水过凉。

（3）锅刷洗干净、上火烧干后，放入色拉油烧热，放葱、姜煸香后放入圆椒片、山药片，旺火翻炒，待圆椒稍变色，即迅速放入盐，并烹入料酒翻炒均匀，用20克清水把淀粉泻开，倒入锅中勾芡，待芡粉糊化以后淋入香油即成。

口味特点：口味咸鲜，清脆爽口。

营养功用：清热止咳，益精补气。

注意事项：

（1）山药片焯水时，加水量不可过小，水少会延长焯的时间，使山药失

去脆爽的口感。

（2）烹制菜肴要用急火爆炒，这样可以减少维生素的损失。如果火力受到限制，可以选用较厚的铸铁炒锅，锅烧的时间长一些，使锅积蓄较大热量，这样可以使菜熟得更快一些。

山药爆圆椒主要营养成分表

总热量		446.69千卡	
成 分	重量（克）	成 分	重量（毫克）
蛋白质	6.64	钙	68.16
脂 肪	30.77	铁	3.46
碳水化合物	35.03	锌	1.05

【肉片炒圆椒（柿子椒）】

主料：瘦猪肉150克

副料：圆椒400克

调料：盐2克、酱油6克、料酒20克、葱10克、姜10克、油25克、淀粉5克

制作方法：

（1）猪肉切成0.2厘米厚的肉片，圆椒去蒂、切成大片，葱择洗干净后切小片，姜切成薄片。

（2）猪肉片加30克清水，调拌吃水后，放入盐1.5克、料酒10克和淀粉抓匀待用。

（3）铁炒锅刷洗干净、上火烧干，倒入油烧热，放入葱、姜，煸炒出香味后放入肉片，待接触锅的肉片变色时，用铲子翻炒，待肉全部变色后，先把肉盛入洁净容器中。

（4）铁炒锅再次上火，放入圆椒片，用大火急速翻炒，待颜色变浅时淋入酱油，再倒入已经炒熟的肉片，烹入料酒翻炒均匀即成。

口味特点：口味咸鲜，肉质地鲜嫩，圆椒脆香。

营养功用：滋阴润燥，补充维生素C，提高免疫力。

注意事项：

（1）猪肉适当吃水，可以使肉质更加细嫩。

（2）煸炒猪肉的时间不可过长，变白色表示蛋白质已经变性，初期变性的蛋白质更嫩，炒时间过长，蛋白质变性过度，会影响肉质细嫩。

肉片炒圆椒主要营养成分表

总热量	582.54千卡		
成　分	重量（克）	成　分	重量（毫克）
蛋白质	35.95	钙	81.50
脂　肪	35.18	铁	9.43
碳水化合物	28.99	锌	5.52

【肉末炒芦笋】

主料：芦笋500克

副料：肉末150克

调料：酱油25克、料酒15克、葱25克、姜20克、色拉油20克、淀粉10克、香油5克

制作方法：

（1）芦笋洗净，切去老根，去老皮和叶苞，改刀成3厘米长的小段。将葱洗净切末，姜洗净去皮切细末。

（2）锅中放油烧热，放入肉末，煸炒至肉末变色，放葱、姜末，用小火煸炒，待煸出佐料的香味后，放入芦笋，并迅速放入酱油、烹入料酒，翻炒几下后，用清水泻开的淀粉勾芡，待芡粉糊化后略点香油即成。

口味特点：咸鲜适口，脆嫩鲜香。

营养功用：暖胃利尿，清热解毒。

注意事项：

（1）放葱、姜末用小火煸炒，可使各种佐料的味道更好地溶留在菜肴

之中。

（2）放酱油要注意酱油的含盐量，避免口味过重。

肉末炒芦笋主要营养成分表

总热量	1000.76千卡		
成　分	重量（克）	成　分	重量（毫克）
蛋白质	30.21	钙	95.20
脂　肪	81.22	铁	13.56
碳水化合物	36.08	锌	5.79

【肉片炒芹菜】

主料：猪肉150克

副料：芹菜500克

调料：酱油25克、料酒10克、葱20克、姜10克、油30克、淀粉5克、香油5克

制作方法：

（1）猪肉切成0.3厘米厚的片。芹菜洗净后顺茎劈开，择掉芹菜叶子，抽出芹菜茎中的老筋，斜刀切成寸段。将葱洗净切小粒，姜洗净去皮切小片。

（2）猪肉片加30克清水，调拌吃水后，放入酱油5克、料酒5克，加入淀粉抓匀后待用。

（3）铁炒锅刷洗干净，上火烧干，倒入油烧热，放葱、姜煸出香味后放入肉片，待先接触锅的肉已经变色时，即用铲子翻炒，待肉全部变色后，把肉盛放在洁净容器中。

（4）铁炒锅再次上火，放入芹菜后用大火急速翻炒并放入酱油炒透，再倒入已经煸炒熟的肉片，烹入料酒翻炒均匀，点入香油即成。

口味特点：咸鲜清香，脆爽利口。

营养功用：平肝清热，祛风利湿。

注意事项：芹菜应该炒前现切。

肉片炒芹菜主要营养成分表

总热量		965千卡	
成　分	重量（克）	成　分	重量（毫克）
蛋白质	31	钙	442
脂　肪	82.3	铁	10.8
碳水化合物	25.8	锌	2.96

【蒜茸炒生菜】

主料：生菜500克

调料：盐4克、料酒5克、葱20克、姜10克、蒜30克、色拉油30克、淀粉5克、香油5克

制作方法：

（1）生菜去掉老叶洗净，掰成大块。将葱洗净切小粒，姜洗净去皮切末。将蒜瓣拍碎，锤砸成蒜泥。

（2）锅中放入色拉油，将葱与姜末煸炒出香味，放入生菜边翻炒边放入盐，烹入料酒，并用清水泻好的淀粉勾芡。最后放进蒜茸，淋上香油即成。

口味特点：清脆爽口，蒜香浓郁。

营养功用：防治感冒，行气解毒。

注意事项：翻炒的速度要快，最好选用铁锅，急火快炒。

蒜茸炒生菜主要营养成分表

总热量		409千卡	
成　分	重量（克）	成　分	重量（毫克）
蛋白质	9.6	钙	201
脂　肪	31.6	铁	5.9
碳水化合物	21.3	锌	1.82

【醋溜白菜】

主料：白菜头300克（即为去掉菜叶后连带嫩白菜帮部分）

副料：胡萝卜50克

调料：酱油20克、料酒5克、米醋30克、葱15克、姜10克、色拉油30克、淀粉10克

制作方法：

（1）白菜头洗净，用刀片成片。胡萝卜洗净斜切成段，再改刀切成菱形薄片。葱、姜洗净切成片。

（2）炒锅上火，放入色拉油烧热后，放葱、姜末煸炒出香，先放入胡萝卜煸炒断生后，再放入白菜片翻炒透，随后倒入酱油、料酒、醋，迅速勾芡即成。

（3）醋不一定要准确把握在30克的量，可以根据自己的口味适当调节。

口味特点：口味咸鲜，醋香浓郁。

营养功用：清热解毒，祛除内热。

注意事项：

（1）胡萝卜先下锅，用油煸炒，一是熟得快，二是能更有效地使胡萝卜素在食用后转化为维生素A。

（2）烹入醋的时机要恰当，在出锅前半分钟放醋，营养及味道效果都比较好。

醋溜白菜主要营养成分表

总热量	426千卡		
成　分	重量（克）	成　分	重量（毫克）
蛋白质	9.1	钙	258
脂　肪	30.9	铁	6.7
碳水化合物	27.4	锌	1.53

【肉片炒芥兰】

主料：芥兰300克

副料：猪肉150克

调料：盐1克、酱油15克、料酒15克、葱15克、姜10克、油25克、淀粉5克、香油5克

制作方法：

（1）猪肉洗净，切成0.2厘米的薄片，芥兰择洗干净，斜刀切成5厘米的长段，姜切薄片，将葱择洗干净，然后切成末。

（2）猪肉片加30克清水，调拌吃水后，放入盐1克、料酒10克，加入淀粉抓匀待用。

（3）铁炒锅刷洗干净，上火烧干，倒入油烧热，放入葱、姜煸炒出香味后放入肉片，待先接触锅的肉片已变色时，即用铲子翻炒，待肉全部变色后，先把肉盛放在洁净容器中。

（4）铁炒锅再次上火，放入芥兰用大火急速翻炒，待颜色变浅时，淋入酱油，再倒入已经煸炒熟的肉片，烹入料酒翻炒均匀即成。

口味特点：口味咸鲜，猪肉质地鲜嫩，芥兰脆香。

营养功用：暖胃清热，补中益气。

注意事项：

（1）上过浆的肉，翻炒不能过早，过早会粘锅或脱浆，影响肉的鲜嫩。

（2）芥兰要用大火急炒，才能保持脆香的口感。

肉片炒芥兰主要营养成分表

总热量	871千卡		
成　分	重量（克）	成　分	重量（毫克）
蛋白质	32.8	钙	417
脂　肪	77.5	铁	9.8
碳水化合物	5.3	锌	5.51

【海米烧菜花】

主料：菜花500克

副料：海米50克

调料：盐5克、料酒15克、葱25克、姜20克、色拉油20克、淀粉10克、香油5克

制作方法：

（1）菜花洗净，掰掉叶子，切去根，改刀切成小块，用淡盐水浸泡30分钟。将葱洗净切成末，姜洗净去皮切细末。

（2）海米挑出虾壳，用清水漂洗干净。

（3）锅中放油烧热，放入海米、葱、姜末，用小火煸炒出海米香味后放入菜花并迅速放入盐，烹入料酒添入50克清水后焖煮2～3分钟，用清水澥开的淀粉勾芡，待芡粉糊化后点入香油即成。

（4）有些海米，由于出产季节原因盐分较大，可以在烹制菜肴前先尝一粒海米，若是海米较咸，则应适当减少盐的投放量。

口味特点：咸鲜适口，脆嫩鲜香。

营养功用：清热解毒，补中益气。

注意事项：

（1）一定要把菜花用含盐量3%的淡盐水浸泡30分钟，杀死各种蚜虫和粉蝶幼虫。

（2）海米菜花一定要加水焖煮片刻，这样才能使海米的鲜味附着在菜花之中。

海米烧菜花主要营养成分表

总热量	541千卡		
成　分	重量（克）	成　分	重量（毫克）
蛋白质	34.5	钙	417
脂　肪	27.5	铁	12.8
碳水化合物	37.6	锌	4.07

【黄瓜炒肉片】

主料：瘦猪肉150克

副料：黄瓜400克

调料：盐4克、酱油6克、料酒20克、葱10克、姜10克、油25克、淀粉5克

制作方法：

（1）猪肉切成0.2厘米厚的肉片，黄瓜切成菱形片，将葱择洗干净切小片，姜切薄片。

（2）猪肉片加30克清水，调拌吃水后，放入盐1.5克、料酒10克和淀粉抓匀待用。

（3）黄瓜片在炒制前5分钟，放入2.5克盐腌制片刻。

（4）铁炒锅刷洗干净，上火烧干，倒入油烧热，放入葱、姜煸出香味后放入肉片，待首先接触锅的肉已经变色时可以用铲子翻炒，待肉全部变色后把黄瓜片放入锅里翻炒并淋入酱油，烹入料酒翻炒均匀即成。

口味特点：口味咸鲜，猪肉质地鲜嫩，黄瓜脆香。

营养功用：清热解渴，补中益气。

注意事项：

（1）黄瓜用盐腌制不能时间过早，否则会使黄瓜失去脆感。

（2）腌制黄瓜用盐量一定控制好，如果用盐量过大，烹制成菜的黄瓜一定偏咸。

黄瓜炒肉片主要营养成分表

总热量	820千卡		
成　分	重量（克）	成　分	重量（毫克）
蛋白质	26.6	钙	123
脂　肪	72	铁	4.8
碳水化合物	16.2	锌	2.2

【鸡蛋炒丝瓜】

主料：丝瓜500克

副料：鸡蛋140克

调料：盐5克、料酒10克、葱20克、姜10克、色拉油35克

制作方法：

（1）丝瓜洗净，刮去老皮，剔除瓜籽切成薄片。葱择洗干净后切小片，姜切薄片。

（2）鸡蛋取蛋液，加2克盐和5克料酒调匀备用。

（3）锅刷洗干净烧干，放入25克色拉油，烧热后倒入蛋液，待底层蛋液凝固后再轻轻推散，使其他蛋液成熟，待蛋液全部凝固以后暂时倒在干净容器中。

（4）炒锅上火，放入10克色拉油，油热放进葱、姜煸香后放入丝瓜用大火急炒，同时放入盐、料酒等调味品翻炒均匀后把鸡蛋放回锅中炒匀即成。

口味特点：咸鲜清淡。

营养功用：清热化痰，通络解毒。

注意事项：

（1）为了减油烹调，底油不可放的过多，炒鸡蛋时不要过急地翻炒。

（2）炒丝瓜和炒鸡蛋要单独调味。如果同时调味，因鸡蛋对盐的吸附作用强，容易"口重"。

鸡蛋炒丝瓜主要营养成分表

总热量	1059 千卡		
成　分	重量（克）	成　分	重量（毫克）
蛋白质	57.9	钙	265
脂　肪	80.5	铁	12.2
碳水化合物	25.8	锌	5.31

【干贝茸烧丝瓜】

主料：丝瓜600克

副料：干贝20克

调料：盐3克、料酒10克、胡椒粉0.2克、葱10克、姜15克、鸡油20克（或色拉油）、淀粉5克、香油5克

制作方法：

（1）丝瓜洗净，刮去老皮，剔除瓜籽切成丝瓜条。将葱洗净切末，姜洗净去皮切细末。

（2）干贝放入小碗中，加入30克清水、5克料酒，用压力锅蒸上5分钟，待没有压力以后，把干贝搓成细丝。

（3）炒锅刷净上火烧干，放入鸡油，将葱和姜末用小火煸出香味，再把贝茸连同发制贝茸的鲜汤一同倒入锅中，并把丝瓜条放进锅里，放入盐、料酒、胡椒粉，用大火焖制，待锅中水分不多时用水调制的淀粉勾芡，待淀粉糊化后，淋上香油即可出锅。

口味特点：质地软烂，口味咸鲜，味道浓厚。

营养功用：通络解毒，补中益气。

注意事项：

（1）涨发干贝除去高压锅以外，还可以用普通蒸锅，但要注意蒸笼不能有异味。

（2）贝茸烧丝瓜是一道高档菜肴，烹饪中一定要遵循"大味必淡""咸中有味淡中鲜"的原则。

（3）烧制贝茸烧丝瓜最好用鸡油，可以使菜肴产生更浓厚的鲜味和香味。

贝茸烧丝瓜主要营养成分表

总热量		437千卡	
成　分	重量（克）	成　分	重量（毫克）
蛋白质	18.8	钙	115
脂　肪	26.8	铁	4.6
碳水化合物	29.7	锌	2.44

【苦瓜芙蓉蛋】

主料：苦瓜200克

副料：鸡蛋90克

调料：盐2克、料酒10克、葱20克、色拉油30克、淀粉5克

制作方法：

（1）苦瓜切去两端，横切一刀，挖去瓜瓤，顶刀切成薄片。葱洗净切成碎末。

（2）将苦瓜放在容器中，放入盐、料酒、葱，腌制10分钟，放入淀粉搅拌均匀后打入蛋液调匀待用。

（3）炒锅刷洗干净放入色拉油烧热，倒入调好的苦瓜蛋液，用铲子将其摊平，慢慢地转动炒锅，使苦瓜蛋液接触锅底的部分形成蛋饼，然后再翻过来，煎熟另一面。待完全凝固后，淋入20克清水，盖上锅盖焖1分钟左右即成。

口味特点：苦中有鲜，软润适口。

营养功用：清暑祛热，消炎解毒。

注意事项：

（1）腌制苦瓜要放入适量的淀粉，淀粉受热时会吸收苦瓜杀青时渗透的水分。

（2）苦瓜芙蓉蛋煎完后需要再加水焖煮片刻，防止中间有不熟的蛋液。

苦瓜芙蓉蛋主要营养成分表

总热量		462千卡	
成　分	重量（克）	成　分	重量（毫克）
蛋白质	14.6	钙	85
脂　肪	38.3	铁	4.1
碳水化合物	14.2	锌	1.78

【香菇烧豆腐】

主料：豆腐150克

副料：香菇200克

调料：酱油15克、料酒10克、葱10克、姜15克、蒜15克、鸡油25克、淀粉5克、香油5克

制作方法：

（1）豆腐切三角块，香菇去蒂洗净。葱、姜洗净切片，蒜剥皮洗净切薄片。

（2）烧500克清水，把香菇和豆腐分别焯水处理。

（3）锅中放鸡油烧热，放葱与姜煸香后，放清水100克，水煮开后放入酱油、料酒和豆腐，用小火煨10分钟，放入香菇继续煨至汤汁很少后用水淀粉勾芡，芡粉糊化后放蒜片淋入香油即成。

口味特点：口味咸鲜，醇香润喉。

营养功用：生津润燥，理气化痰。

注意事项：

（1）豆腐块不宜切得过大，容易破碎。

（2）勾芡时锅中的水要适量，不能过多或过少，以免芡粉流泻或黏稠。

香菇烧豆腐主要营养成分表

总热量	968 千卡		
成　分	重量（克）	成　分	重量（毫克）
蛋白质	55.3	钙	444
脂　肪	48	铁	26.6
碳水化合物	78.1	锌	19.3

三、汤羹

【木瓜西米露】

主料：木瓜500克、西米150克

调料：盐1克、冰糖50克、蜂蜜50克、牛奶250克

制作方法：

（1）西米去掉碎粉渣，用清水漂洗干净，用清水浸泡20分钟左右。

（2）木瓜洗净切开用小勺挖出瓜籽、瓜瓤，片去木瓜皮，把木瓜肉切成0.5厘米见方的小粒。

（3）锅刷洗干净，放入750克清水，放入冰糖、蜂蜜、盐后用大火烧开，放入西米烧开，转小火煮5分钟放入木瓜粒和牛奶，待锅在微沸状态即成。

口味特点：果香，奶香浓郁，甜润细糯。

营养功用：润肺祛痰，强筋壮骨。

注意事项：

（1）挑选木瓜要选成熟度高一些的，俗话讲熟透的。因为没熟透的除了口感不好，味道不甜还有些微毒。

（2）在制作之前西米一定要用清水泡透，不经浸泡直接煮制的西米，容易造成硬心，口感受到影响。

（3）浸泡西米，水量要没过西米，否则西米会容易碎。

木瓜西米露主要营养成分表

总热量	1150千卡		
成　分	重量（克）	成　分	重量（毫克）
蛋白质	10.3	钙	443
脂　肪	9.6	铁	8.7
碳水化合物	256.6	锌	2.59

【清炖萝卜羊肉】

主料：羊肉200克

副料：象牙白萝卜500克、香菜25克、枸杞子10克

调料：盐7克、胡椒粉1克、料酒10克、醋5克、葱50克、姜25克、香油5克

制作方法：

（1）羊肉用清水洗净，切成3厘米见方的小块。象牙白萝卜洗净，刮净毛须，切成3厘米宽、4厘米长、2厘米厚的骨牌块。葱择洗干净后，切成3厘米长的段。姜刮除老皮和腐烂的部位，切成0.15厘米厚、1厘米宽、1.5厘米长的小指甲片。香菜择洗干净，切成2厘米长的小段。

（2）最好选用砂锅（或铁锅）放入1250克清水，放置火上，随即放入羊肉，用旺火烧开后转小火煨炖。炖约1小时至羊肉即将熟烂时放入枸杞子、盐、胡椒粉、葱段、姜片、料酒继续煨炖。

（3）待肉质完全软烂时，放入萝卜再炖5分钟，至萝卜软烂时淋入醋和香油，端离火口，撒入香菜即可。

口味特点：口味咸鲜，味道浓纯，羊肉软烂，萝卜细润。

营养功用：强壮身体，温中补气。

注意事项：

（1）煨炖羊肉时，不用去除汤面上的沫子，因为这些沫子在经过长时间的煨炖后，会分解成为有营养价值的氨基酸，这样既会增加汤的营养，也会

增加汤汁的鲜味。

（2）炖羊肉的口味应咸淡适中，口味过淡压不住膻味，过咸则会影响健康。

（3）羊肉煨炖2小时即达到软烂，煨炖时间过长肉质会过于熟烂，影响口感。

清炖萝卜羊肉主要营养成分表

总热量		469.48千卡	
成　分	重量（克）	成　分	重量（毫克）
蛋白质	50.32	钙	257.36
脂　肪	13.88	铁	12.88
碳水化合物	35.05	锌	14.28

【萝卜汆丸子】

主料：猪肉馅150克（肉馅不能过肥，最多四成肥膘）

副料：心里美萝卜400克、香菜25克

调料：盐7克、醋20克、葱10克、姜5克、香油10克、胡椒粉1克、淀粉5克、料酒10克

制作方法：

（1）心里美萝卜洗净切成细丝，香菜择洗干净切成末，葱、姜择洗干净切末备用。

（2）往猪肉馅里徐徐加入少量清水，用筷子顺一个方向搅拌，使水分溶入肉馅之中，加水要视肉馅肥瘦情况，如果肉质瘦可多加一些，肉肥则要少加。

（3）肉馅的水分加足后先放入葱、姜末调拌均匀，再放入盐3克、香油5克和淀粉，充分调匀。

（4）用一只锅放入400克清水烧开，放入萝卜丝、盐2克，待煮沸时点入胡椒粉和醋，即刻离火。

（5）取另一只锅放入300克凉水，把调好的肉馅挤成小丸子，逐一放入锅中后，将锅上火，加入盐2克、料酒10克，用文火烧开，倒入煮好的萝卜丝，淋入香油5克，撒上香菜即成。

口味特点：萝卜软烂适度，丸子鲜嫩，汤口微酸、胡辣，口味清鲜。

营养功用：滋阴润肺，止咳祛痰。

注意事项：

（1）肉馅打水一定要用力搅拌，放盐后再次用力搅拌，直到肉馅上劲为止，这样的肉馅不宜散碎。

（2）丸子一定要挤在凉水锅里，都挤好后再上火，不要用大火，大火既会把丸子煮散，又不易保持丸子细嫩的口感。

（3）汆丸子的过程要使用中火，并严格控制时间，开锅后只要丸子转动翻身后立即离火，才能使丸子鲜嫩细润。

萝卜汆丸子主要营养成分表

总热量		825.26千卡	
成　分	重量（克）	成　分	重量（毫克）
蛋白质	26.38	钙	323.08
脂　肪	66.54	铁	7.18
碳水化合物	30.22	锌	4.27

【清炖萝卜牛肉】

主料：牛肉250克

副料：萝卜400克、香菜20克（或香葱）

调料：盐6克、料酒15克、葱25克、姜15克、香油10克

制作方法：

（1）牛肉用清水洗净，切成3厘米见方的小块。白萝卜洗净，刮净毛须，切成3厘米宽、4厘米长、2厘米厚的骨牌块。香菜择洗干净，切成2厘米长的小段。将葱择洗干净，切成3厘米长的段。姜刮除老皮和腐烂的部

位，切成0.15厘米厚、1厘米宽、1.5厘米长的小指甲片。香菜择洗干净，切成2厘米长的小段。

（2）最好选用砂锅（或铁锅）放入1500克清水，放置火上，随即放入牛肉，用旺火烧开后转小火煨炖。炖约1小时，至肉即将熟烂时，放入盐、胡椒粉、葱段、姜片、料酒，继续煨炖1小时。

（3）待肉质完全软烂时，放入萝卜炖5分钟，至萝卜软烂时淋香油，端离火口，撒入香菜即可。

口味特点：牛肉软烂，萝卜细润，口味咸鲜，味道浓纯。

营养功用：温中补气，润肺止咳。

注意事项：

（1）煨炖牛肉时，不用去除汤面上的沫子，因为这些沫子在经过长时间的煨炖后，会分解成为有营养价值的氨基酸，这样既会增加汤的营养，也会增加汤汁的鲜味。

（2）牛肉口味不可过淡，口味过淡压不住膻气味，过咸会影响健康。盐的投放总量最好控制在0.8%左右（盐的投放量是所有原材料、汤水的总重量与盐的比例关系）。因2小时的煨炖会挥发大量的水分，增加盐的浓度，所以要控制好这个比例。

（3）牛肉煨炖2小时即达到熟烂，煨炖时间适当可以使肉软烂，过长肉质会过于熟烂，影响口感。

清炖萝卜牛肉主要营养成分表

总热量	483.87千卡		
成　分	重量（克）	成　分	重量（毫克）
蛋白质	56.28	钙	284.22
脂　肪	16.37	铁	9.49
碳水化合物	26.7	锌	10.08

【鲫鱼萝卜汤】

主料：鲫鱼350克

副料：萝卜300克、香菜20克

调料：盐6克、料酒20克、胡椒粉1克、醋30克、葱20克、姜20克、香油10克、色拉油25克

制作方法：

（1）鲫鱼刮去鳞后，开膛去鳃和内脏并冲洗干净。萝卜洗净切成细丝。将葱择洗干净后切段，姜切成小指甲片。香菜择洗干净，切成2厘米长的小段。

（2）把炒菜锅刷洗干净，上火烧干，倒入色拉油烧热，放入鲫鱼油煎，待一面的鱼肉蛋白彻底凝固，并结成微黄色的痂时，把鱼翻面，煎另一面，待煎好后，倒入清水500克进行氽煮。

（3）当鱼汤泛白时放入盐、料酒、葱段、姜片、胡椒粉，用中火再煮5分钟，放入萝卜丝，煮至熟烂，倒进醋和香油后端离火口，盛入盆后撒入香菜即成。

口味特点：口味咸鲜，酸辣爽口，鱼肉细嫩，萝卜软烂。

营养功用：补中润肺，益气止咳。

注意事项：

（1）收拾鲫鱼注意两点：一是鱼鳞一定要去净，二是不要把苦胆碰破。

（2）煎鱼时锅要热，油要热，鱼下锅后不能马上翻动，翻动过早容易使鱼皮碎烂。

（3）要控制好醋的投放时间，醋放的过早会产生使人不悦的酸味，放的过晚则会有浓重的生醋味，一般在离火前1分钟放入醋是比较恰当的。

鲫鱼萝卜汤主要营养成分表

总热量		820.27千卡	
成　分	重量（克）	成　分	重量（毫克）
蛋白质	65.24	钙	490.76
脂　肪	45.07	铁	9.17
碳水化合物	36.88	锌	7.921

【山药百合炖鸡汤】

主料：带骨鸡肉250克

副料：山药250克、鲜百合50克

调料：盐8克、料酒15克、葱20克、姜25克、胡椒粉1克

制作方法：

（1）带骨鸡肉洗净，连同骨头斩成块。

（2）山药洗净去皮切成块，百合洗净剥去有刀锈的鳞片，并一片一片地掰开。将葱洗净切成段，姜洗净去皮切成小片。

（3）最好选用砂锅放入清水1250克后上火，把鸡块放入砂锅，放入葱段、姜片大火烧开，转用小火炖1小时后放入盐、料酒、胡椒粉、山药再炖40分钟，放入百合再炖20分钟即成。

口味特点：汤汁咸鲜，回味甘甜，山药、鸡肉软烂，百合细润。

营养功用：润肺健脾，补气益精。

注意事项：

（1）盐和调味品不可过早投放，否则会影响鸡肉的成熟。

（2）山药、百合不可以同时放入，如果百合早放会化为茸泥，百合滞后放入既可以品到百合的鲜味，又可以吃到口感细润的百合。

山药百合炖鸡汤主要营养成分表

总热量	688.12千卡		
成　分	重量（克）	成　分	重量（毫克）
蛋白质	57.86	钙	93.58
脂　肪	24.46	铁	5.83
碳水化合物	58.68	锌	3.91

【砂锅白菜炖豆腐】

主料：白菜300克、豆腐100克

副料：香菜30克

调料：盐6克、海米10克、料酒10克、葱10克、姜15克、胡椒粉1克、香油10克

制作方法：

（1）白菜洗净切大块，豆腐切骨牌块。葱洗净后切成小粒，姜洗净去皮切成小片。香菜择去老茎和烂叶洗净，切成2厘米的小段。

（2）先烧1000克清水，豆腐要焯水处理，去掉其豆腥味。

（3）炒锅上火，放入清水500克，放入葱、姜烧开，再放入豆腐、海米、盐、料酒、胡椒粉煮20分钟。然后倒入砂锅内，置于火上。

（4）砂锅开后再放进白菜，煮烂后，淋入香油后端离火口，撒香菜即成。

口味特点：汤口咸鲜，汤鲜味浓。

营养功用：生津润燥，清热解毒。

注意事项：

（1）豆腐要先于白菜炖煮20分钟，否则豆腐入味不够鲜浓。

（2）因为用砂锅炖豆腐，砂锅持热量很大，香菜要等端到饭桌前再撒入，才能保持香菜的清香。

砂锅白菜炖豆腐主要营养成分表

总热量		307千卡	
成　分	重量（克）	成　分	重量（毫克）
蛋白质	24	钙	443
脂　肪	15.9	铁	6.7
碳水化合物	16.3	锌	1.93

【羊肉氽冬瓜】

主料：冬瓜400克

副料：羊肉200克、香菜50克

调料：盐8克、胡椒粉1.5克、料酒20克、米醋20克、葱10克、姜15克、香油10克

制作方法：

（1）冬瓜去皮，掏净籽，切薄片。葱、姜切成薄片，香菜择洗干净切成2厘米的段。羊肉切成0.2厘米厚的薄片。

（2）取一只较大的锅放入600克清水，烧开放入冬瓜片，待水滚沸时放入葱、姜、盐、胡椒粉，再散落下入羊肉片，放入米醋、香油，并迅速端离火口。

口味特点：汤鲜味浓，咸鲜适口。

营养功用：益气补虚，利水清热。

注意事项：

（1）羊肉要选择筋络等结缔组织比较少的部位。

（2）醋的投放量，可以依个人的口味，用调味瓶直接调兑。

（3）羊肉一定要入水氽煮熟，不可欠火。如果没有熟透，羊肉内寄生虫容易危害健康。

羊肉氽冬瓜主要营养成分表

总热量	430千卡		
成　分	重量（克）	成　分	重量（毫克）
蛋白质	46.6	钙	162
脂　肪	19	铁	12.2
碳水化合物	16.7	锌	13.05

【口蘑清炖排骨】

主料：排骨200克

副料：口蘑30克、豆苗30克

调料：盐6克、料酒5克、葱20克、姜30克、胡椒粉1克

制作方法：

（1）排骨洗净，斩成小块。葱、姜洗净切成小片。豆苗洗净，掐留嫩尖备用。

（2）口蘑用70℃以上的热水浸泡至水凉，去掉蘑菇蒂，用1%浓度盐水浸泡30分钟后，再用清水反复漂洗，去净泥沙。

（3）大砂锅中放入清水1250克，放入口蘑、排骨、葱、姜片用大火烧开，再放入盐、料酒、胡椒粉转用小火慢炖至排骨肉烂即成（大约要炖120分钟）。

（4）上桌时再放入豆苗。

口味特点：汤清味浓，口味咸鲜，回味甘甜。

营养功用：滋阴润燥，理气化痰。

注意事项：此菜肴必须用小火慢炖才能保证汤清味浓、肉质熟烂、口感佳。

口蘑清炖排骨主要营养成分表

总热量		645 千卡	
成　分	重量（克）	成　分	重量（毫克）
蛋白质	51.3	钙	103
脂　肪	42.3	铁	8.8
碳水化合物	6.2	锌	6.52

【猪手马蹄炖莲藕】

主料：猪蹄700克

副料：马蹄200克、莲藕200克

调料：盐8克、料酒25克、葱150克、姜50克、香油5克、胡椒粉1.5克

制作方法：

（1）马蹄、莲藕洗净后削皮，莲藕切成厚片。葱、姜洗净切段，姜切成大片。

（2）把猪蹄的毛烧、刮干净，冲洗后用沸水氽煮10分钟，过凉水漂泡后，把猪蹄顺骨缝劈开。

（3）大砂锅中放入清水1500克，放入猪蹄、葱、姜片用大火烧开，再放入盐、料酒、胡椒粉转用小火慢炖，炖100分钟后放马蹄和莲藕继续炖30分钟离火。

口味特点：莲藕软糯，马蹄清脆，汤汁浓厚，口味咸鲜。

营养功用：清热化痰，补肺舒肝。

注意事项：

（1）因猪蹄加工工艺问题，必须用沸水氽煮一下，并且要经过漂泡等处理。

（2）猪蹄是由许多皮和筋腱组织构成的，有较重的胶原蛋白的味道，所以葱、姜、盐、料酒的投放比例应该大一些。

猪手马蹄炖莲藕主要营养成分表

总热量		2299千卡	
成　分	重量（克）	成　分	重量（毫克）
蛋白质	171.8	钙	446
脂　肪	146.6	铁	14.7
碳水化合物	79	锌	10.26

【冬菇萝卜鱼汤】

主料：鲤鱼500克

副料：冬菇50克、萝卜300克、香菜30克

调料：盐8克、料酒15克、醋30克、色拉油30克、葱15克、姜25克、胡椒粉1克

制作方法：

（1）鲤鱼去净鱼鳞，摘净膛、鳃，冲洗干净。

（2）冬菇去蒂洗净，萝卜洗净去掉根须切成片。葱、姜洗净，姜切成片，葱切成段，香菜择洗干净，切小段。

（3）锅中放油烧热，把鱼放入锅中两面煎熟，冲入清水1000克用大火烧开，放入盐、料酒、葱、姜、胡椒粉后汆煮30分钟，然后放入冬菇和萝卜再煮15分钟即成。

（4）放入醋，煮半分钟，盛入汤盆后撒入香菜即可。

口味特点：汤浓味鲜。

营养功用：清热解毒，化痰止咳。

注意事项：

（1）制作鱼类菜肴，最好不要用刚刚宰杀完的活鱼，因为刚宰杀的活鱼体内会产生大量乳酸，做出的鱼肉的肉质硬而且口感差。宰杀完的活鱼要先放置2小时左右，待其体内的乳酸降解以后再做菜，质地、口感、口味会更好。

（2）放醋的时间要在出锅前，不要过早。

冬菇萝卜鱼汤主要营养成分表

总热量	946千卡		
成　分	重量（克）	成　分	重量（毫克）
蛋白质	96	钙	437
脂　肪	51.3	铁	11.6
碳水化合物	25.9	锌	12.54

【苋菜丸子汤】

主料：苋菜400克、猪肉馅150克

调料：盐7克、胡椒粉0.5克、料酒10克、葱20克、姜15克、香油10克

制作方法：

（1）苋菜择去根和老叶，洗净切成6厘米的段，葱、姜择洗干净切成细末。

（2）根据猪肉馅的肥瘦比例加入适量清水，用筷子顺一个方向搅拌，使水分溶入肉馅之中。

（3）肉馅的水分加足后先放葱、姜末调拌均匀，再放入盐3克、香油5克以及淀粉，然后充分调匀。

（4）取另一只锅放入300克凉水，把调好的肉馅挤成小丸子，逐一放入锅中后，将锅上火，加入盐1克、料酒10克，用文火烧开端离火口。

（5）锅中放入400克清水烧开，放入苋菜、盐3克、胡椒粉，锅中水沸后立刻离火。

（6）把苋菜汤先倒入汤盆，再把丸子倒在上面，点入香油即成。

口味特点：咸鲜鲜嫩、汤清味鲜。

营养功用：促进发育，补血清热。

注意事项：

（1）肉馅中的盐不能少放，盐在肉馅调拌过程中起两个作用：一是使蛋白变性把水分溶留在肉馅内；二是使肉馅变得黏稠上劲，使丸子在汆煮的过程中不易松散。

（2）丸子口味稍重，所以汆煮丸子的水的口味就要淡一些，食用过程会形成咸一口、淡一口的口味反差，效果更显鲜美。

（3）苋菜不可长时间小火煮，尽量用大火，开锅即成。

（4）苋菜丸子汤一般不放醋作为调味品，香菜与葱的量可以根据个人口味添加。

苋菜丸子汤主要营养成分表

总热量	834千卡		
成　分	重量（克）	成　分	重量（毫克）
蛋白质	33.6	钙	749
脂　肪	67.2	铁	14.8
碳水化合物	23.9	锌	6.1

【银耳雪梨羹】

主料：银耳50克

副料：雪梨300克

调料：盐1克、白糖25克

制作方法：

（1）把银耳放入清洁容器中，用清水浸泡冲洗，待银耳充分浸润后挖出硬根，并将银耳继续泡发至充分膨润。50克质量好的银耳可以涨发到300～400克。

（2）雪梨洗净削皮后切成0.2厘米见方的小粒。

（3）用大砂锅放入清水1500克，放入银耳，用大火烧开后转用中火炖煮120分钟，再放入雪梨粒、盐、糖，同煮30分钟即成。

口味特点：软糯甘甜。

营养功用：清咽利喉，润肺止咳。

注意事项：

（1）银耳涨发要用凉水或温水，不要用开水直接冲泡，并多换几次水进行择洗，这样涨发出品率较高。

（2）放入梨以后，一定要把梨粒煮至溶烂，口感才能够达到软糯甘甜的效果。

银耳雪梨羹主要营养成分表

总热量		421 千卡	
成　分	重量（克）	成　分	重量（毫克）
蛋白质	5.6	钙	36
脂　肪	1	铁	3.1
碳水化合物	97.3	锌	1.73

【百合莲子银耳羹】

主料：银耳50克

副料：鲜百合50克、莲子15克

调料：盐2克、白糖25克

制作方法：

（1）把银耳放入清洁容器中，用清水浸泡冲洗，待银耳充分浸润后挖出硬根，并将银耳继续泡发。

（2）莲子用温水泡1小时，用刀削去莲子两头，然后用牙签把莲子心捅出去。

（3）百合剥去有黑斑、刀锈的鳞片，并一片一片的掰开洗净。

（4）锅中放清水1500克，先放入银耳用中火煮90分钟，再放入莲子同煮30分钟后，放入白糖、盐和百合，再煮10分钟即成。

口味特点：甜香润糯。

营养功用：润肺止咳。

注意事项：

（1）银耳要煮得甜香润糯需要较长的时间，所以要最先下锅，单独煮90分钟左右。

（2）鲜百合慢煮10分钟效果最佳，所以投放百合要根据银耳的质地状态，在停火10分钟前放进锅中即可。

百合莲子银耳羹主要营养成分表

总热量	489千卡		
成　分	重量（克）	成　分	重量（毫克）
蛋白质	7	钙	34
脂　肪	0.8	铁	2.9
碳水化合物	113.5	锌	1.86

【水果银耳羹】

主料：银耳15克

副料：鲜梨200克、鲜木瓜200克、芒果100克

调料：白糖50克、盐2克

制作方法：

（1）把银耳放入清洁容器中，用清水浸泡冲洗，待银耳充分浸润后挖出硬根，并将银耳继续泡发。

（2）梨洗净削皮后，把梨切成小粒，木瓜洗净去籽去皮后切成小粒，芒果洗净去皮后把肉切成小粒。

（3）取一只不锈钢锅或砂锅放入清水1500克，放入银耳上火，用大火烧开后转小火慢慢煨煮，直至银耳软烂，放入梨、木瓜、芒果、白糖、盐，同煮20分钟即成。

口味特点：银耳软烂黏糯，口感细润甜香。

营养功用：健脑润肺，清热解毒。

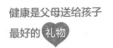
注意事项：

（1）煮制"水果银耳羹"这类甜品，除了放糖以外，一定要放少量的盐，这样可以把羹汤衬托得更甜美。

（2）水果削皮，切粒不要过早，否则会因为氧化或褐变，影响银耳羹的质量。

水果银耳羹主要营养成分表

总热量	576.25千卡		
成　分	重量（克）	成　分	重量（毫克）
蛋白质	3.8	钙	67.84
脂　肪	0.81	铁	1.44
碳水化合物	138.44	锌	1.12

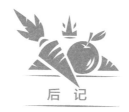

后 记

　　面对抗击新冠肺炎常态化的形势，如何能够有效地预防疾病，保护好孩子的健康，是家长无法回避的问题。

　　人类每天都要接触各种病毒和细菌，它们在不断地变异，许多疾病出现"无药可治"的局面，现代医学对此束手无策，每年造成全球20万～30万人死亡的流感病毒就是如此。

　　英国科学家历时10年的艰苦研究，耗资500万英镑，得出了"感冒无良药可治"的结论。由于感冒病毒超过2000种，要想找到能对各种感冒均有预防作用的药物，难度之大可想而知。痛定思痛，科学家认为应该将研究重点转移到如何预防感冒上来。由此可见，中医"上医不治已病治未病"和"预防为主"的生态医学观念是多么先进，多么符合实际！

　　人体需要的任何一种必需营养素的缺乏或失衡，对机体免疫系统都会产生不利的影响。当今社会，许多人都缺乏植物营养素、抗氧化剂与植物黄酮等，营养失调就会导致免疫系统功能下降，人体容易受到新冠病毒的侵袭与感染。所以，在抵抗感染方面，膳食营养因素扮演着极其重要的角色。

　　体液免疫、细胞免疫和免疫因子组成了人体免疫系统，其发挥识别、屏障、吞噬、清除作用，始终与各种病毒和细菌相抗衡。由于免疫系统的绝大部分功能依赖于饮食，一旦膳食营养失调，受影响最大、被严重损害的就是机体免疫系统。因此，坚持平衡膳食，保持免疫调节功能的稳定和完整，是预防新冠肺炎等传染病的根本手段。

常言道："萝卜上市，郎中下乡""冬吃萝卜夏吃姜，不劳医生开药方""过了九月九，医生高抬手，萝卜白菜汤，吃了保健康。"1996年，中国科学家就发现：十字花科的蔬菜萝卜中含有抗肿瘤、抗病毒的活性物质，有效成分为双链核糖核酸。它就是刺激机体细胞产生α-干扰素的"干扰素诱生剂"，对外源性病毒均有显著抑制作用。白萝卜、青萝卜和心里美萝卜等都含此成分，其对口腔中的核糖核酸酶耐受性相当高，吞咽中不易降解，无任何副作用。生吃细嚼萝卜才能使之释放，每日或隔日吃100~150克萝卜即可。所以，日常生活中每天搭配一些十字花科的蔬菜，如菜花、西蓝花、洋白菜、白菜、油菜等，对于预防新冠肺炎是极其有效的。

2020年2月6日有一篇新闻报道说，大蒜是防病毒的最好食物。山东省兰陵县居民共146万人，一百多万人口的县城只有1例输入病例，这引起了有关专家的重视。据当地政府统计，在武汉打工卖菜的近万名农民工都回到家乡过春节，但至今无人发病。专家分析其中原因认为，兰陵县是大蒜种植区，当下大蒜苗在兰陵农田里长势喜人，散发出天然大蒜素杀菌，截断了感染！另外，兰陵许多人在武汉疫区打工卖菜，大多卖的是生姜、大蒜。兰陵人喜欢吃大蒜，而无一人感染的现象，已经普遍被医学界重视。众所周知，洋葱与大蒜都含"蒜素"及硫化硒，能够促进体内吞噬细胞的功能。洋葱含的"栎皮黄素"，是近年发现的天然抗氧化物质。抗击新冠肺炎斗争中，马来西亚华侨就发明了通过嗅闻洋葱的断面来预防疾病的有效方法。

瘟疫，即温病（如新冠肺炎），如果发生在冬季，病势凶险，故"冬温"死人最多，唯"乌梅白糖汤"能够挽回。《黄帝内经》指出：患温病虚甚者死，因不能用补药之故也。但乌梅是食药兼用之品，"乌梅白糖汤"可使热回下焦、中气复生，津液恢复，为天然补药，可用于医护人员和广大群众饮用，以预防冬温。

"乌梅白糖汤"的制作方法也非常简单方便，每人份用乌梅5~10粒（即15~30克），白糖或冰糖10~15克，煎汤服用。舌苔黄黑且干，胃液干枯，潮热腹胀者，饮用后即可利尿通便，促进康复。民国时晋军中曾流行瘟疫，当时聘任的中医医官命令全军饮用"乌梅白糖汤"，很快就控制了瘟疫的流行。有关中医文献中也有明确记载，案例丰富。"乌梅白糖汤"是中医食疗方，有确定的疗效，应大力推广，普及使用。

元代《世医得效方》一书中，有预防瘟疫的"三豆汤"，又名"扁鹊三豆饮"，即取绿豆、赤豆、黑豆，三种豆子各等份，加水炖煮而成。"三豆汤"清热不伤胃，泻火不伤阴，滋补不助热，甘平凉润，口感清爽滑软，而且尽取食材安全等特点。其能够清伏火于发病之前，除隐患于未发之时，起到很好的预防作用。日常生活中，家长与孩子可经常饮用。

人类为了保证在自然环境中生存的需要，形成了在外界环境变化的条件下，机体内部仍可以通过自身调节，保持新陈代谢动态平衡与稳定的能力。也就是说，无论外界环境如何变化，体温、含水量、血压、血液酸碱度、血糖、血脂、激素、血液蛋白质与矿物质水平等指标，总能保持在一定的范围内。这一相对稳定的动态平衡状态，正是由体内消化系统、循环系统、体液系统、神经系统、内分泌系统、免疫系统，以及各个器官之间通力协调所营造出来的。现代营养学称之为"人体内环境自稳定平衡调节机制"，也是中医典籍中指出的"正气内存，邪不可干"的道理。我们只有通过营养免疫，才能够筑起防病抗病的大堤。所以，要牢记李时珍"饮食者，人之命脉也"的教诲，不要忽视食物的力量！